Dr Gustave BERTRAND

Élève de l'École du Service de Santé Militaire

Considérations

sur les

Grands Kystes séreux

du Pancréas

Symptomatologie et Traitement en particulier

LYON, IMP. A. REY

CONSIDÉRATIONS

SUR LES

GRANDS KYSTES SÉREUX

DU PANCRÉAS

(Symptomatologie et traitement en particulier)

CONSIDÉRATIONS

SUR LES

GRANDS KYSTES SÉREUX

DU PANCRÉAS

(Symptomatologie et Traitement en particulier)

PAR

Le Dr Gustave BERTRAND

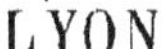

LYON

A. REY IMPRIMEUR-ÉDITEUR DE L'UNIVERSITÉ

4, RUE GENTIL, 4

1901

A LA MÉMOIRE DE MON PÈRE

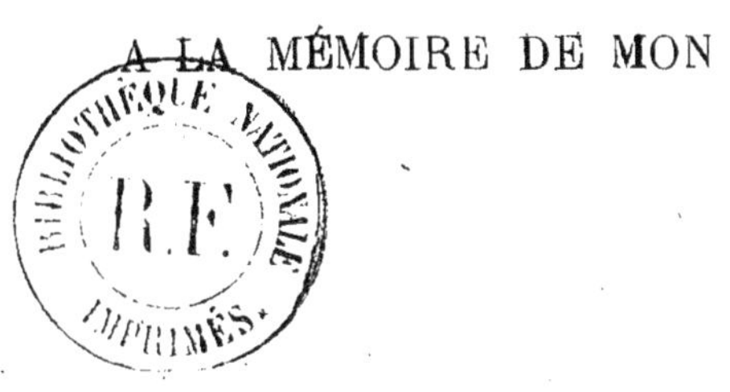

A MA MÈRE

C'est ton nom seul que je veux mettre en tête de ce modeste travail. L'amour sans borne et le dévouement sans limite que tu n'as cessé de me prodiguer m'ont permis de mener à bien la tâche que je m'étais imposée. C'est à toi seule que je dois ma réussite, toi seule en as tout l'honneur. Je te prie donc d'agréer ce premier travail, faible hommage de ma reconnaissance et de mon affection.

G. H.

A MA SŒUR

A MES PARENTS

A la Mémoire

DU Commandant L. FIGARET

Chevalier de la Légion d'honneur,

*Qui remplaça mon père enlevé trop
tôt à mon affection, et fut mon premier maître dans la vie.*

A MES AMIS

A mon Président de Thèse

A M. LE PROFESSEUR RAYMOND TRIPIER

Professeur d'Anatomie Pathologique,
Médecin honoraire des Hôpitaux.
Chevalier de la Légion d'honneur.

A M. LE Dr M. GANGOLPHE

Chirurgien major de l'Hôtel-Dieu,
Professeur agrégé à la Faculté.

A M. le Dr EMILE BITOT

Ex-Chef de clinique médicale,
Médecin des Hôpitaux de Bordeaux,

Mon premier Maître.

INTRODUCTION

« On connaît peu les maladies du pancréas, on ne les recherche pas » (Arnozan).

Il est vrai que pendant longtemps on s'est fort peu occupé de cette glande dont on savait à peine les rapports anatomiques, dont la physiologie était peu ou pas ébauchée et dont la pathologie était lettre morte.

Cette phrase d'Arnozan paraît aujourd'hui un peu sévère, mais il faut bien reconnaître que le pancréas est loin de jouir encore actuellement de la notoriété de bien des organes, ses voisins, et que, si son anatomie et son fonctionnement sont plus connus, sa nosologie, à part quelques particularités, est encore à l'étude.

Sa situation profonde, l'absence de symptomatologie des affections qui le frappent, la difficulté de leur diagnostic, font qu'il reste toujours « une glande un peu déshéritée », à laquelle on ne pense que lorsqu'on ne peut accuser aucun organe abdominal des méfaits constatés.

Depuis une dizaine d'années cependant, les auteurs semblent se préoccuper un peu plus de la question. Bœckel, dans un mémoire paru en 1891, rassemble les faits épars, et, à l'aide de ces documents, fait l'histoire pathologique complète des kystes du pancréas.

Roux (th., Paris, 1891), Hartmann (Congrès de chirurgie, Paris, 1892), reprennent l'histoire de cette affection, et ce dernier auteur établit une nouvelle théorie pathogénique de la lésion. En 1893, Nimier *(Rev. de chir.)* s'occupe surtout de son traitement, et Faucillon (th., Paris, 1893) en fait un historique complet.

Depuis, nous relevons les thèses de Bas (Lyon 1896), Adoue (Bordeaux 1898), les communications d'Alban Doran, Mac Phédran et Malcolm *(Société méd. de Londres*, 1898), ainsi que celles de MM. les professeurs agrégés Bérard et Gangolphe, à la Société de chirurgie de Lyon (1899).

Les traités classiques, d'autre part, font une large place à la description de la maladie. On trouve d'utiles renseignements dans le traité de Péan *(Diag. et trait. des tumeurs de l'abdomen)* et dans le *Traité de chirurgie* (Le Dentu et Delbet, 1899) sous la signature de M. le professeur agrégé Villar (de Bordeaux).

Enfin, plus récemment, au Congrès de chirurgie de Paris (août 1900), plusieurs auteurs ont fait des rapports sur la question qui nous occupe, en particulier MM. les professeurs Ceccherelli (de Parme) et Villar.

C'est à propos de deux cas de kystes pancréatiques opérés par lui à l'Hôtel-Dieu de Lyon, que M. le Professeur agrégé Gangolphe nous a chargé de relever les particularités intéressantes de cette affection et nous a conseillé d'en faire le sujet de notre thèse. C'est donc à M. Gangolphe que revient l'idée première de ce travail, et nous profitons de l'occasion qui nous est offerte pour remercier ce maître si dévoué à ses élèves de l'accueil toujours bienveillant qu'il nous a fait dans son service. C'est auprès de lui, dans ses causeries dont la science n'a d'égale que la simplicité, que nous avons puisé le meilleur de nos connaissances chirurgicales. Qu'il soit assuré de notre vive reconnaissance.

M. le Professeur Tripier nous fait l'insigne honneur de présider la soutenance de notre thèse. Nous ne saurions trop remercier ce maître éminent d'une faveur dont nous ressentons tout le prix.

Pendant une suppléance de M. Gangolphe, M. le professeur agrégé Siraud a eu l'occasion d'observer un cas de kyste du pancréas, et nous a autorisé à en prendre et reproduire l'observation. Il ne nous a pas de plus ménagé ses conseils. Qu'il veuille bien recevoir ici l'assurance de notre vive gratitude.

Le plan de notre travail sera le suivant. Ayant surtout en vue le diagnostic et le traitement des grands kystes séreux du pancréas, nous ne donnerons que quelques détails sur l'étiologie, la pathogénie et l'anatomie pathologique de cette affection, et cela uniquement pour être complet, nous réservant d'étudier particuliùrement les symptômes, le diagnostic différentiel et les modes d'intervention.

CONSIDÉRATIONS

SUR LES

GRANDS KYSTES SÉREUX

DU PANCRÉAS

(Symptomatologie et traitement en particulier)

CHAPITRE PREMIER

ÉTIOLOGIE. — PATHOGÉNIE

Il est difficile d'écrire une étiologie, même succincte, des kystes séreux du pancréas. Ce n'est pas que les observations manquent, le nombre des cas actuellement publiés serait plus que suffisant, mais ces mêmes observations se réduisent pour la plupart à des comptes rendus d'intervention et sont presque toutes muettes sur les anamnestiques.

On ne peut donc incriminer que des causes générales sans grande valeur, et l'étiologie de cette affection se résume à des banalités qui ne sauraient être d'aucun secours pour le diagnostic.

C'est ainsi que nous dirons, avec les différents auteurs qui se sont occupés de la question, que le kyste pancréatique est une affection de l'âge adulte et se rencontre surtout de 20 à 5o ans. Les cas de Sharborn et de Feuger ayant trait à des enfants de 4 et 8 ans, de même que ceux de Stieda, Phulpin et Zweifel, observés chez des vieillards ayant dépassé 70 ans, sont des raretés.

Thiroloix et du Pasquier, enfin, citent le cas d'une vieille femme de 93 ans, dont l'autopsie révéla un pancréas kystique.

Le sexe ne paraît pas avoir d'influence sur le développement de ces tumeurs. Pour Bœckel, l'homme serait plus souvent atteint que la femme ; Bas et les auteurs qui l'ont suivi disent le contraire. Pure question de statistique sans doute. Toutefois, sur 90 cas que nous avons pu analyser nous-même, nous avons trouvé 43 observations ayant trait à des femmes ; 33 à des hommes et 4 cas où le sexe n'était pas mentionné. Il y aurait donc prédominance en faveur du sexe féminin. Mais cette différence est légère et, somme toute, négligeable.

La grossesse a été incriminée par quelques auteurs. Bœckel, sans toutefois nier la possibilité du fait, ne semble pas ajouter grande importance à ce facteur étiologique. Sègre, cité par cet auteur, nie toute influence de la gestation, se basant sur ce fait que, d'après les statistiques, le kyste pancréatique évolue de préférence après l'âge de 40 ans, c'est-à-dire au moment où la période génitale de la femme est presque terminée. Bas note le fait dans 5 cas. Dans 9 observations et en particulier dans une des nôtres (obs. XIII), nous avons relevé des grossesses et des fausses-couches antérieures ou contemporaines du développement de la tumeur pancréatique. En tout cas, la marche de la grossesse ne paraît nullement influencée par la présence du kyste et réciproquement. Est-ce là une simple coïncidence ou y a-t-il un rapport de cause à effet?

Le nombre restreint des cas observés ne permet pas de conclusion ferme à ce sujet.

Salzer signale une observation de kyste développé à la suite d'une fièvre typhoïde; Wölfler, dans un cas, accuse une gastro-entérite antérieure. Nous ne citerons ces faits que pour mémoire.

Bœckel seul, parmi les auteurs qui se sont occupés de la question, relève et discute l'influence du *traumatisme* en temps que facteur étiologique. Tulasne, dans sa thèse, cite le fait sans s'y arrêter. Sans attacher une trop grande importance à cette cause, dont la pathologie a tant abusé qu'elle est tombée presque en discrédit, il est bon de remarquer que dans le cas qui nous occupe elle semble jouer un certain rôle, et M. le professeur Le Dentu nous paraît trop absolu quand il dit : « L'affection du pancréas était sans aucun doute assez ancienne, et le traumatisme lui donne un coup de fouet. » *(Soc. anat.*, 1865.)

Bœckel a défendu cette hypothèse, que le traumatisme pouvait dans certains cas être regardé comme cause efficiente, et nous-même avons relevé des traumatismes anciens ou récents dans 16 observations, dont 5 indiquent nettement une localisation du trauma dans la partie gauche du thorax et de l'abdomen (Steele, Anger, Karewsky). Peut-être y a-t-il là mieux qu'une simple coïncidence « un coup de fouet ».

Telle est l'étiologie des kystes pancréatiques, étiologie bien pauvre de renseignements et d'un bien maigre secours pour le praticien.

La PATHOGÉNIE de cette affection a donné lieu à deux interprétations.

La plus ancienne, la théorie des kystes par rétention, professée en 1876 par Cornil *(Traité d'histologie pathologique)*, reprise par Virchow, qui en 1887 donnait aux kystes du pancréas le nom de « grenouillettes pancréatiques », a surtout été défendue par Bœckel en France et Senn en Amérique. D'après Bœckel « en un point quelconque du canal de Wirsung ou d'un canalicule accessoire, il se fait une obstruction plus ou moins complète et bientôt le kyste se trouve formé. Cette obstruction elle-même relève tantôt d'une coudure du canal pancréatique, tantôt d'un état catarrhal, le plus souvent d'un néoplasme, de calculs, de tissu fibreux de nouvelle formation. »

Roux, dans sa thèse, avait déjà commencé la lutte contre cette théorie, mais c'est surtout Hartmann qui a été le promoteur d'une nouvelle interprétation des faits *(Cong. chir.*, Paris 1892). Pour ce dernier auteur, la rétention ne peut suffire à expliquer les kystes du pancréas, et à l'ancienne hypothèse il oppose la théorie dite néoplasique.

Se basant sur les constatations histologiques faites sur des kystes relevés au cours d'interventions ou de nécropsies, il s'efforce de faire de tous ces kystes des cysto-épithéliomes analogues à ceux de l'ovaire.

Ainsi que nous le verrons en effet, au chapitre de l'anatomie pathologique, on relève toujours, à l'examen des pièces, des analogies très marquées entre les deux affections. Or, la pathogénie néoplasique paraît être bien établie maintenant en ce qui concerne les kystes ovariques. C'est donc par analogie que raisonne Hartmann.

Cette théorie semble avoir recueilli les suffrages de la plupart des anatomo-pathologistes actuels. Thiroloix et du Pasquier n'ont pu reproduire expérimentalement qu'une fois les kystes du pancréas par la ligature du canal excréteur. Ils en concluent que la pathogénie défendue par Bœckel ne peut expliquer la genèse des kystes pancréatiques.

Dans une communication à la Société anatomique, ils s'expriment ainsi : « Nous croyons pouvoir rapprocher cette transformation kystique de la glande pancréatique, de la maladie kystique des reins, du testicule et de la mamelle. »

Enfin, plus récemment, Bas cite une observation personnelle avec examen histologique, et fait de la tumeur kystique un adénome fœtal analogue aux kystes dermoïdes, une forme anormale de dévoloppement, un tératome en un mot.

Quoi qu'il en soit, les deux hypothèses se trouvent toujours en présence. Il ne rentre pas dans le cadre de ce travail de porter des preuves à l'appui de l'une ou l'autre des théories, et, jusqu'à plus ample informé, nous admettrons avec M. Nimier *(loc. cit.)* :

1° Des kystes par rétention ;

2° Des kystes néoplasiques.

On ne peut nier en effet la transformation néoplasique de certains kystes du pancréas, des observations la prouvent (Hartmann, P. Gould, etc.) mais on doit reconnaître que la théorie d'Hartmann n'explique pas tous les cas, et que le kyste pancréatique n'est pas absolument analogue au kyste de l'ovaire. La marsupialisation ne réussit que peu ou pas pour les kystes ovariques ; nous verrons plus loin que ce manuel opératoire guérit parfaitement l'affection qui nous occupe et que c'est même le seul traitement rationnel.

CHAPITRE II

ANATOMIE PATHOLOGIQUE

Nous serons bref dans cet exposé. Déjà traitée
d'une façon remarquable par Bœckel, reprise par Faucillon, Adoue, etc., l'anatomie pathologique des kystes
glandulaires du pancréas est décrite tout au long dans
les différents traités classiques, et, en particulier, dans
le *Traité de chirurgie*, par M. le professeur agrégé
Villar. N'ayant rien à ajouter à ces différents travaux,
nous nous contenterons de les résumer pour être complet sur la question.

Les statistiques des différents auteurs (Hagenbach,
Nimier) assignent comme siège de prédilection de ces
kystes, la queue de la glande. Ensuite viendraient, par
ordre de fréquence, le corps et la tête. Nous observons
donc ici le contraire du cancer.

Plus généralement uniloculaires, on peu rencontrer
aussi des kystes multiloculaires, mais ces derniers sont
assez rares.

Leur volume est variable. Très petits quand ils sont
multiloculaires (dégénérescence kystique), ils peuvent
atteindre des dimensions énormes et sont toujours alors
uniloculaires. Bozemann rapporte un cas dans lequel
le kyste pesait 20 livres. Celui que décrivent Zeemann

et Oser représentait le volume de deux têtes d'adulte.

Peu ou pas pédiculés (sauf un cas de Bozemann, où le pédicule présentait une longueur assez appréciable), ces kystes sont en général arrondis, et présentent une surface régulière, lisse, sans bosselures.

Les rapports du kyste avec la glande pancréatique sont tellement intimes que la dissection en est très minutieuse, parfois même impossible. Cette intimité de la glande et de la tumeur expliquerait, d'après Bœckel, l'absence de pédicule, et ce dernier auteur regarde le cas de Bozemann comme un kyste développé sur un lobule aberrant de la glande pancréatique.

Le tissu glandulaire peut être normal au voisinage de la tumeur, mais il est généralement altéré, glandes et acini ont disparu. Le tissu normal est même, dans quelques cas, complètement dégénéré et remplacé par du tissu cellulo-adipeux ou fibreux.

Au point de vue histologique, la paroi est formée par plusieurs couches. Elle comprend (Villar) « un revêtement externe, qui n'est autre que l'endothélium péritonéal, et une couche conjonctive d'épaisseur variable, quelquefois très mince, mais le plus souvent résistante, renfermant même des nodules fibreux et des plaques calcaires, et pouvant présenter une épaisseur de 1 à 4 centimètres, puis une couche d'épithélium cubique ou cylindrique ».

Certains kystes présentent sur leur paroi interne des nodosités rappelant par leur structure celle des végétations adénoïdes. On rencontre sur ces végétations des cavités grandes ou petites, tapissées d'épithélium cylindrique, qui peut être dégénéré par endroits.

Enfin, cette surface est généralement inégale, réticulée, parcourue par des brides incomplètes ou par des cloisons, offrant quelquefois l'aspect d'excroissances polypiformes, dont les unes sont lisses, les autres frangées (Bœckel).

Il faut reconnaître que la morphologie générale de ces kystes rappelle bien celle des kystes ovariques. En effet, ici comme dans la tumeur kystique des ovaires, nous retrouvons une couche interne d'épithélium cylindrique ; des végétations creusées d'une cavité principale et tapissées comme elle d'épithélium cylindrique. L'analogie est très nette, et nous avons vu, dans le chapitre précédent, le parti qu'Hartmann a pu tirer de cette structure pour l'édification de sa théorie.

Le contenu du kyste varie de 2 à 10 litres. Rarement supérieure, la contenance a cependant pu s'élever jusqu'à 11 litres (Bozemann) et 15 litres (Martin).

La couleur du liquide est variable. Tantôt claire et citrine, d'autres fois verdâtre (obs. XIII), elle est le plus fréquemment noirâtre, chocolat, provenant sans doute d'une plus ou moins grande quantité de sang extravasé.

Sa consistance est visqueuse, sa réaction alcaline.

L'analyse microscopique y a décelé des globules sanguins, des cellules lymphatiques et des débris épithéliaux. Dans quelques cas, malheureusement rares, on a pu y découvrir des traces de suc pancréatique (Hahn, Subotic, Kulenkampf). Le liquide possède alors les réactions physiologiques du suc pancréatique ; il saccharifie l'amidon et émulsionne les graisses. Cette propriété, si elle était plus fréquente, pourrait être un signe précieux de diagnostic. Il est regrettable qu'elle soit si rare.

Nous reviendrons sur les caractères de ce liquide au sujet du diagnostic, et nous le comparerons aux liquides kystiques des différents organes.

Il nous reste maintenant à préciser la situation anatomique de ces kystes. Les principaux rapports normaux du pancréas sont les suivants (Testut, *Anat. desc.*, t. IV). En avant, le pancréas est recouvert par le péritoine, qui se continue en haut avec le péritoine diaphragmatique et en bas avec le feuillet supérieur du mésocôlon transverse. L'estomac recouvre cette face antérieure. En arrière, le pancréas répond aux vaisseaux rénaux, la veine porte, la veine cave inférieure et l'aorte abdominale. Son bord supérieur loge les vaisseaux spléniques. Le bord inférieur répond au duodénum. L'extrémité droite enclave, dans un rapport très intime, le duodénum, où s'ouvre le canal de Wirsung après sa réunion avec le canal cholédoque. L'extrémité gauche, enfin, ou queue, n'a pas de rapports précis.

Le péritoine n'enveloppe pas la glande, il ne fait que revêtir sa face antérieure. Il lui envoie plusieurs prolongements, dont les deux principaux sont l'épiploon gastro-pancréatique et l'épiploon pancréatico-splénique (Sandras, th. Lyon, 1897).

Entre la face postérieure de l'estomac et la face antérieure du pancréas se trouve l'arrière-cavité des épiploons.

Ces quelques données succinctes d'anatomie nous expliquent la marche des kystes pancréatiques au cours de leur développement.

En arrière, la colonne vertébrale s'oppose à la marche de la tumeur. Celle-ci se portera forcément en avant et, occupant l'espace sous-péritonéal, elle fera saillie dans l'arrière-cavité des épiploons. Quand la tumeur augmentera, elle prendra l'une des directions suivantes ; elle passera entre l'estomac et le côlon, ou, s'avançant directement en bas, elle refoulera le côlon transversal en haut vers l'estomac.

Dans les deux cas, l'intestin grêle sera repoussé vers le bassin, et la tumeur, coiffée du grand epiploon viendra se mettre au contact du péritoine pariétal et de la paroi abdominale. La connaissance de ces nouveaux rapports est donc très utile au point de vue de l'intervention.

Ces deux modes de progression peuvent être considérés comme classiques, mais on peut observer des anomalies, témoin le cas de M. le professeur agrégé Bérard *(Soc. de chir.*, Lyon, 1900) : « Le kyste occupait une situation interhépato-gastrique ; plus profond que l'estomac, il était arrivé au contact de la paroi en cheminant dans l'arrière-cavité des epiploons. » Ce fait avait déjà été observé par Heinricius Karewsky et Vallas *(Province médicale*, 1898).

Nous avons remarqué, dans le court exposé anatomique reproduit plus haut, la quantité de vaisseaux qui à l'état normal, se portent vers le pancréas ou se trouvent dans son voisinage. Il serait très important de connaître les rapports nouveaux établis par le développement de la tumeur. Malheureusement, rien ne peut mettre sur la voie, et quand on intervient sur cette région, il faut toujours agir avec prudence.

Dans un cas rapporté à la fin de ce travail (obs. V), au cours d'une extirpation, notre maître, M. Gangolphe, s'est trouvé en présence d'énormes vaisseaux veineux, dilatés et prêts à se rompre. L'impossibilité de reconnaître leur provenance exacte, tellement les rapports classiques étaient changés, et le danger qu'il y eût eu à continuer la décortication du kyste, forcèrent M. Gangolphe à pratiquer la marsupialisation.

Les kystes pancréatiques sont très souvent adhérents aux organes voisins. Ces adhérences peuvent s'étendre très loin et intéresser quelquefois des organes en rapport très indirect avec la glande normale. C'est ainsi que, dans un second cas (obs. IV), M. Gangolphe voulant attirer la tumeur au dehors, constata que l'aorte adhérait intimement à celle-ci. Notre maître tint la même conduite que ci-dessus.

Ces adhérences, enfin, peuvent être, par leur vascularisation et leur solidité, des obstacles sérieux à l'intervention, et plus spécialement à l'extirpation. Nous reviendrons d'ailleurs sur tous ces faits au sujet du traitement.

CHAPITRE III

SYMPTOMATOLOGIE

Dans l'exposé de la symptomatologie des grands
kystes du pancréas, nous suivrons à peu près le plan
exposé par Péan dans son ouvrage sur le *Diagnostic des
tumeurs de l'abdomen* (t. IV).

Nous étudierons donc successivement les symptômes
physiologiques, les caractères anatomiques et morpho-
logiques de la tumeur ; enfin, dans une vue d'ensemble,
nous étudierons la marche de la maladie.

A. Symptômes physiologiques.

La physiologie normale nous apprend que le pancréas
préside à trois fonctions principales, la saccharification
des hydrates de carbone, la peptonisation des albuminoïdes, l'émulsion des graisses. Enfin, comme les autres organes, il possède une sécrétion interne spéciale.

Que vont devenir ces fonctions lorsque le pancréas
sera lésé ; quels sont les symptômes que nous observe-
rons lorsqu'un kyste se sera développé dans la glande ?
Le but de ce chapitre est d'exposer les recherches
faites à ce sujet.

Le suc pancréatique n'entre que pour peu dans la saccharification des substances hydro-carbonées et la peptonisation des albuminoïdes, ces transformations étant plutôt le fait de la salive, du suc intestinal et de la sécrétion gastrique. Les lésions du pancréas n'auront donc qu'une influence négligeable sur ces fonctions et nous ne ferons que signaler le fait. Cependant, par suite du peu d'abondance du liquide peptonisant, on retrouverait d'après Germain Sée une partie des albuminoïdes dans les matières fécales. Ce signe est en vérité peu clinique.

Claude Bernard a démontré expérimentalement que si chez un animal on extirpe le pancréas, les graisses se retrouvent en grande partie dans les fèces. Or, logiquement, nous pouvons considérer le pancréas comme supprimé lorsqu'il est atteint d'une lésion essentielle, et nous devons constater les mêmes phénomènes que dans l'expérience ci-dessus.

En effet, la clinique nous montre que dans les maladies du pancréas on constate des troubles dans la digestion et l'assimilation des matières grasses. La connaissance de ce symptôme, dénommé *stéarrhée*, date de loin, Kuntzmann (1820) l'avait déjà remarqué, et Bright (1833) l'avait fort bien décrit. Enfin Ancelet, à l'aide de faits nombreux, a établi d'une façon assez indubitable la présence de la graisse dans les selles des malades atteints d'une affection pancréatique.

La stéarrhée peut se présenter sous diverses formes. « Tantôt cette matière, dit Bright, sort isolément des intestins, tantôt elle sort en même temps que les fèces et s'en sépare promptement. Elle surnage et forme à la surface une croûte épaisse, surtout vers les bords du vase si les fèces sont à demi liquides ; ou bien elle flotte en simulant les globules de suif qui auraient été fondus et qui se seraient figés. Quelquefois enfin, elle figure une mince pellicule graisseuse, qui enveloppe toute la masse ou qui est déposée sur le liquide dans lequel les fèces solides et moulées sont contenues. » (Cité par Gross, *Arch. med.*, 1849). Mais bien souvent, et c'est peut-être là une des causes qui fait qu'on n'y prend pas garde, il est utile de recourir à l'examen chimique et microscopique pour la déceler. Bonamy, dans ce but, donne un procédé simple et assez pratique ; prendre la partie supérieure des matières fécales, mélanger avec de l'éther et filtrer. Laisser évaporer l'éther, et la graisse apparaît avec ses caractères.

Les matières grasses contenues dans les fèces ne sont autres que les matières grasses alimentaires. Il faut donc ne pas oublier que, chez un sujet normal, on peut les retrouver quand celui-ci a absorbé de grandes quantités d'aliments gras ou un médicament huileux (huile de ricin). Aussi Arnozan donne le conseil suivant : « Avant d'accorder aux selles graisseuses une valeur séméiologique, dans un cas donné, il faut s'assurer que l'ingestion des aliments gras ou de certains médicaments n'a pas eu lieu dans des proportions exagérées. »

Dans certains cas aussi (Ancelet, Friedreich, Clarck) les selles présentaient de la graisse malgré la suppression de toute alimentation grasse. Cette graisse ne peut provenir alors que de la désassimilation des tissus, et c'est encore une cause qu'il faut connaître.

D'autre part, la stéarrhée peut avoir d'autres origines

qu'une lésion pancréatique. Jaccoud a démontré qu'en présence du symptôme il faut songer à d'autres affections.

« Un obstacle à l'absorption de la graisse par l'intestin avec imperméabilité des chylifères, à la suite par exemple d'une altération des ganglions lymphatiques ou de la compression du canal thoracique, est une autre cause de la présence de ces substances dans les fèces malgré l'intégrité du pancréas » *(Maladies du foie et du pancréas)*. Une lésion simultanée du foie et du pancréas, toute compression du canal cholédoque, peuvent produire les mêmes effets. Il ne faut pas oublier enfin que la faculté absorbante de l'intestin a des limites rapidement atteintes.

Quoi qu'il en soit, lorsqu'on aura éliminé toutes les causes d'erreur, la constatation de ce symptôme aura une valeur réelle pour le diagnostic. Malheureusement, sa rareté en fait un signe sans grand secours, plus théorique que réel. Dans le cas spécial qui nous occupe il n'a été constaté qu'un nombre très restreint de fois. Il n'est vraiment net que dans une observation de Gross, où les garde-robes présentaient une couche « d'un pouce d'épaisseur, qui avait tout à fait la consistance et l'aspect de la graisse coagulée sur le bouillon de bœuf ». De plus, les garde-robes n'étaient graisseuses « que lorsqu'il prenait du bouillon gras ou qu'il mangeait de la viande cuite dans des matières grasses ». *(Arch. de méd.,* 1846.)

Goodman et Steel en ont signalé chacun une observation, et nous avons cherché vainement dans la littérature si d'autres cas avaient été publiés. Plusieurs

auteurs, enfin, ont rapporté des observations où les
selles sont décolorées, d'apparence blanchâtre (Parson,
Feuger, Lardy), mais rien ne permet l'affirmative.
Dans une de nos observations (n° XIII), on a noté des
selles glaireuses. Nous ne pouvons pas regarder ceci
comme de la stéarrhée.

D'autre part, la rareté de ce symptôme n'a rien qui
doive nous étonner, et l'explication de son absence
nous est donnée par les faits suivants :

1° Pour qu'il y ait diarrhée graisseuse, il faut ou une
oblitération complète du canal excréteur de la glande,
ou une destruction complète du tissu glandulaire.
Dans la pratique, ces cas ne peuvent se présenter que
fort rarement, le pancréas n'étant jamais dégénéré en
totalité, d'où absence du symptôme ;

2° Alors même que le tissu pancréatique aurait
presque totalement disparu, ne savons-nous pas que la
bile joue vis-à-vis des graisses le même rôle que le suc
pancréatique? Donc, si le pancréas devient insuffisant,
la bile se chargera de l'excès de travail. Cette suppléance sera facilitée, de plus, par d'autres agents.
Cl. Bernard a, en effet, démontré qu'il existait dans
l'épaisseur de la muqueuse duodénale des glandes pancréatiques accessoires, et il est possible aussi que l'épithélium intestinal joue un rôle dans la digestion des
graisses, ainsi, du reste, que les microbes toujours pré-
sents dans l'intestin (Dastre).

En résumé, ce symptôme, quand on le trouve, peut
avoir une valeur considérable mais non absolue, et « il
ne faudrait pas admettre, par conséquent, que la
stéarrhée constitue un symptôme pathognomonique des

maladies du pancréas et des kystes en particulier, mais d'un autre côté il ne faudrait pas omettre de diriger ses recherches vers cet organe, quand la stéarrhée, jointe à certains autres signes, existe » (Bœckel).

Les auteurs citent, comme ayant été observés au cours des affections pancréatiques, divers symptômes se rapprochant de la stéarrhée, tels que la lipurie, les vomissements graisseux. Ces symptômes ne se retrouvent dans aucune des observations de kystes du pancréas.

Nous savons, depuis les célèbres expériences de Minkowsky et von Mering *(Sem. méd.*, 1889), que lorsqu'on enlève totalement le pancréas à un chien, l'animal devient diabétique et présente la symptomatologie de cette affection : polyurie, polyphagie, polydipsie et surtout glycosurie.

M. le professeur Lépine, revenant sur ces expériences *(Lyon méd.*, 1890), a démontré que le pancréas régularise la combustion du sucre dans l'organisme, grâce à un ferment spécial, le ferment glycolitique.

Ce n'est pas ici le lieu de présenter les différentes théories du diabète et de les discuter. Nous n'avons rappelé ces travaux que pour être plus clair dans l'étude d'un symptôme qui se rencontre quelquefois au cours des affections du pancréas, et particulièrement des kystes.

Dans quatre observations seulement le sucre a été constaté dans les urines (Nichols, Goodmann, Bull et Reklinghausen), et encore n'y était-il qu'en très faible abondance. Quant aux symptômes du diabète, on ne les trouve pas en général. Une seule observation (Goodmann) signale de la polyurie.

La rareté de ce symptôme, qui logiquement devrait exister, si nous considérons comme comparables aux cas expérimentaux ceux où le pancréas est le siège de lésions, s'explique par des raisons analogues à celles données au sujet de la stéarrhée.

En effet, d'après Thiroloix *(Société de biol.*, 1892), « le pancréas est suppléé dans sa fonction glycolitique par les glandes intestinales, duodénales surtout, puisque l'hypertrophie de cette portion de l'intestin a toujours été notée dans les expériences de destruction lente du pancréas ».

Nous savons, de plus, qu'il suffit de la moindre parcelle de pancréas laissée en place, pour que le phénomène ne se présente plus ou soit du moins très atténué et, d'autre part (Hédon, *Soc. biol.*, 1890), le diabète ne se produit pas lorsque le pancréas est supprimé seulement au point de vue digestif (ligature des canaux excréteurs, injection de paraffine dans la glande).

Il faut donc, pour observer la glycosurie, qu'il y ait disparition totale du pancréas, et c'est en effet ce qui a été noté dans les cas cités plus haut, où nous trouvons une atrophie complète (Nichols-Goodmann) ou une dégénérescence graisseuse totale de la glande (Reklinghausen).

Ce signe ne peut donc être pathognomique, et malgré tout son intérêt scientifique, sa rareté et son inconstance en font un signe subalterne, d'autant plus que les affections d'autre origine, au cours desquelles

on peut le rencontrer, sont relativement assez nom-
breuses.

Nous arrivons à la dernière fonction du pancréas,
sa sécrétion interne. Les animaux dont on enlève le
pancréas voient leur état général s'affaiblir; ils *mai-
grissent*, et ce dépérissement ne s'arrête que si on leur
fait ingérer, mélangés à leur nourriture, des fragments
de pancréas frais.

La pathologie a enregistré, elle aussi, ce phénomène
chez les malades atteints d'affections pancréatiques ;
au cas de kyste même, il est très net, et ici nous
n'avons plus affaire à quelques cas isolés, nous pouvons dire que toutes les observations, ou presque
toutes, mentionnent un amaigrissement progressif,
une déchéance inusitée de l'organisme.

Cet amaigrissement est en général très rapide (Anger),
à part quelques cas où il ne s'est manifesté qu'au bout
de quelques années (Nichols). Rapidement, le malade
sent ses forces faiblir, voit ses muscles diminuer de
volume, son tissu adipeux se fondre, pour ainsi dire, et
cela souvent malgré la conservation complète, ou
presque complète, de l'appétit. Certains malades même
ont un léger degré de boulimie. Lorsque la maladie
évolue, si on n'intervient pas, le patient est bientôt
réduit à l'état de squelette, et rappelle, par son aspect,
les sujets mourant d'inanition. L'amaigrissement est
progressif et peut atteindre des degrés énormes. Dans
une observation recueillie par nous grâce à la bien-
veillance de M. Siraud, nous voyons notre malade
tomber, en dix-huit mois, de 63 à 45 kilogrammes, soit
une déperdition totale de 19 kilogrammes (obs. XIII).

Il peut enfin aller jusqu'à la cachexie, et la mort surprend le malade dans cet état; Nichols en cite un exemple, et M. Gangolphe a observé cette déchéance extrême de l'état général chez un de ses malades (obs. IV), qu'il trouva complètement cachectique, dans un état semi-comateux.

La constatation de cette faillite de l'organisme paraît être un très bon signe de maladie pancréatique, sans toutefois être absolu. La maladie bronzée, les néoplasmes de l'estomac, les cirrhoses hépatiques, en effet, peuvent produire une cachexie intense ; mais quoi qu'il en soit, parmi les affections produisant une dénutrition marquée, le premier rang est tenu par les affections pancréatiques, par la promptitude et le degré extrême de l'amaigrissement. Le symptôme n'est donc pas pathognomonique dans toute la rigueur du terme, mais il n'en est pas moins très précieux.

Les phénomènes digestifs généraux ne nous arrêteront pas longtemps, car ils ne présentent rien de spécial. Les fonctions digestives sont plus ou moins altérées. En général, on note de l'anorexie, mais la conservation de l'appétit peut être constatée. Les malades vomissent, mais les vomissements ne présentent rien de particulier et sont indépendants de l'heure des repas. Tantôt simples et sans caractéristique, ils peuvent être bilieux, verdâtres (Stœrk, Rosenbach), noirâtres, marc de café (Bull. Lardy, obs. XIII). Le même malade peut présenter toutes les variétés (obs. XIII). Enfin, Hagenbach a observé, dans un cas, des vomissements incoercibles.

Nous ne reviendrons pas sur la stéarrhée, qui a été

longuement étudiée. A part les quelques cas décrits, les garde-robes des malades ne présentent aucun intérêt. Elles peuvent être normales ou diarrhéiques. Baeckel signale une diarrhée pancréatique séreuse souvent très rebelle (Goodmann), mais, comme le fait remarquer Arnozan, rien ne prouve une connexion entre ces diarrhées et les lésions pancréatiques. C'est un phénomène banal et sans utilité pratique. On a noté aussi la constipation (Sœrk) qui, dans un cas, était le fait d'une obstruction intestinale. On peut enfin observer des alternatives de diarrhée et de constipation (obs. XIII),

La *douleur* se montre tout à fait au début et peut être alors le seul symptôme. Elle revêt plusieurs modalités. Tantôt réduite à une simple sensation de plénitude très vague, elle peut aussi se présenter sous forme d'accès, ou par crises continues plus ou moins longues, avec des rémissions se présentant quelquefois périodiquement. Elle est en général aiguë, vive, lancinante, et les accès douloureux affectent souvent une forme spéciale, analogue à la crise des coliques hépatiques ou néphrétiques. Ce sont les « névralgies cœliaques » de Friedreich. Elle irradie le plus fréquemment vers la région épigastrique, mais cette direction n'a rien d'absolu, car on peut observer des irradiations vers le thorax et la région mammaire. Ces variétés dépendent sans doute du point comprimé dans le plexus cœliaque.

En résumé, la douleur n'a, dans le cas présent, que peu de valeur diagnostique, ses caractères ne la distinguant pas des douleurs dont l'origine est différente, et son siège permettant de la rapporter tout aussi bien à l'estomac, au foie, à l'aorte ou au péritoine (Arnozan).

Aran attache une grande importance à un symptôme que, par contre, Boeckel déclare sans valeur et dont Arnozan fait peu de cas : la salivation pancréatique. Dans le cas de kystes du pancréas, elle n'a jamais été signalée.

Enfin, on observe chez quelques malades (Trèves) une pigmentation spéciale de la peau, semblable à celle de la maladie d'Addisson. Delagenière l'a récemment trouvée chez un malade dont on retrouvera plus loin l'observation. Cette coloration serait due, d'après Aran, à une compression du plexus solaire.

B. Symptômes anatomiques.

Nous ne nous occuperons ici que des kystes présentant un certain volume. Les petits kystes, même quand ils sont nombreux, sont d'un diagnostic sinon impossible, du moins très difficile, à cause de la situation profonde de l'organe.

Le siège de la tumeur est à peu près invariable. Située dans l'épigastre ou au voisinage de l'ombilic, elle peut siéger sur la ligne médiane, mais le plus fréquemment elle se loge dans la partie gauche du thorax et de l'abdomen, allant presque sous les fausses côtes.

Son volume est plus ou moins considérable ; il peut être énorme, et on a vu de ces tumeurs descendant jusqu'au voisinage du petit bassin et remplissant la totalité de la cavité abdominale (erreur avec les kystes de l'ovaire).

Ses rapports avec les autres organes sont variables, mais le plus souvent on constate que l'estomac est repoussé en haut et en dedans, le côlon en bas et en dehors, et l'intestin grêle vers le petit bassin (v. chap. II). Cependant on cite des cas où le côlon avait été repoussé vers le haut, au contact du foie (Gangolphe, obs. V). Celui-ci peut être, dans quelques cas, légèrement déplacé.

La palpation, souvent douloureuse, donne les résultats suivants : tumeur lisse, arrondie, régulière, sans bosselures formant une saillie entre le sternum et l'ombilic. Elle est unie, non adhérente à la paroi aldominale qui glisse facilement sur elle. Elle peut, dans certains cas, suivre les mouvements respiratoires. La consistance en est élastique, et presque toujours on peut percevoir de la fluctuation.

Ces tumeurs, regardées pendant longtemps comme immobiles, peuvent jouir cependant d'une mobilité même très grande, et ce symptôme est plus fréquent que ne l'ont cru les premiers auteurs. Les observations I, II, III, VI, X, reproduites plus loin, en donnent un exemple, surtout le cas de Keitber (obs. III). Il n'est pas nécessaire, pour obtenir ce symptôme, que la tumeur soit pédiculée. Dans l'observation XIII, la tumeur était relativement assez mobile quoique sessile.

Hartmann a signalé le phénomène du ballottement pancréatique, semblable au ballottement rénal. Il faut, pour le percevoir, que la tumeur soit au contact immédiat de la paroi postérieure, ce qui est le cas pour le rein, certaines tumeurs du foie. « Toutefois, ces divers ballottements ne sont pas identiques, et le ballottement

de la tumeur du pancréas, directement antéro-posté-
rieur, est bien différent de celui des tumeurs
rénales. » Ce signe n'a été observé que par son auteur
et n'a pas été signalé depuis.

La tumeur peut présenter des battements isochrones
au pouls (Bérard, obs. II). Ces battements sont commu-
niqués par l'aorte.

La percussion fournit des renseignements très précieux au point de vue de la tumeur. Piorry (*Cong.
méd.*, 1866) donne un procédé de percussion du pancréas
très compliqué et peu pratique, et lorsque la tumeur aura
acquis un volume suffisant pour être percutable, on la
percutera au moyen des procédés habituels. La distri-
bution des zones de sonorité et de matité est en général
très caractéristique.

La matité existe dans tout l'abdomen, depuis les
fausses côtes jusqu'à l'ombilic et même plus bas se
confondant à droite avec la matité hépatique. Mais à
la partie supérieure, au-dessous de l'appendice xy-
phoïde, il existe pour ainsi dire constamment une
zone claire. Cette sonorité est due à la présence de
l'estomac refoulé en haut. Même sonorité, mais moins
constante, dans une zone située un peu au-dessous des
fausses côtes droites, due à la présence en ce point du
côlon transverse. Donc, en résumé, une bande mate
continuant la matité hépatique, comprise entre deux
zones de sonorité, l'une supérieure l'autre inférieure.

La netteté de cette disposition s'accuse lorsqu'on
insuffle[1] l'estomac à l'aide d'un mélange gazogène

---

[1] Minkowsky et Maumyn, *Bull Méd.*, 1888.

(bicarbonate de soude et acide tartrique). La sonorité de la région supérieure s'étend alors sur les deux tiers de la tumeur, et la région des fausses côtes gauches devient claire. Enfin la résonnance du bord droit, qui n'est pas constante comme nous l'avons dit plus haut, s'accroît à son tour, et on a alors au niveau du côlon une zone claire assez étendue. Il faut signaler une cause d'erreur : l'estomac peut ne pas augmenter de volume lors de l'insufflation si des adhérences l'immobilisent complètement ; à part ce cas, ce procédé, comme nous le verrons plus loin, peut rendre de réels services.

Le Dentu dans un cas a perçu en avant de la tumeur un son qu'il a nommé son hydro-aérique et dont il a fort bien étudié les conditions. Ces conditions consistent dans « l'existence d'une cavité assez spacieuse contenant une certaine quantité de liquide et de gaz, dans des proportions telles, que la sonorité du gaz ne soit pas masquée par la matité du liquide, ou réciproquement, mais que la combinaison des deux bruits, en même temps que les vibrations du gaz contre le liquide, donnent lieu à cette variété spéciale de sonorité qu'on ne peut définir que par son nom, c'est-à-dire un son dit *hydro-aérique* » (Bœckel). Ce signe pourrait être utile, malheureusement son auteur seul l'a observé.

C. Marche et complication.

La marche de l'affection est assez variable.

Le début est en général insidieux. La douleur, réduite dans certains cas à une simple sensation de pesanteur,

ouvre la scène et s'accompagne de phénomènes dys-
pèptiques vagues et d'un léger amaigrissement. Cet
état peut durer plus ou moins longtemps sans autre
symptôme.

La tumeur met alors un temps plus ou moins long à
se développer, mais il est vrai de dire qu'il est nécessaire que celle-ci présente un certain volume pour
manifester sa présence, et elle peut exister depuis fort
longtemps sans être appréciable et provoquer des
accidents. Elle peut rester stationnaire et ne se développer que très lentement. Hulcke rapporte un cas où
elle existait depuis l'enfance et ne devint insupportable qu'à l'âge de quarante-sept ans. Telle est la
marche la plus fréquente.

D'autres fois le début est brusque. L'affection débute
alors par des douleurs violentes (névralgies cœliaques)
et la tumeur se montre peu après.

Cette grande rapidité d'évolution s'observerait surtout dans les cas où il y a eu traumatisme antérieur
(Boeckel, Tillaux).

L'observation rapportée par Dezman (obs. XIV) est
assez typique à cet égard.

Enfin, Descazals et Mihiel (Th. Tulasne) ont publié
un cas où l'affection débuta par deux ictus apoplecti-
formes successifs.

Une fois développée, la tumeur présente en général
une marche progressive, et peut atteindre, ainsi que
nous l'avons vu, un volume considérable. On a pu
noter des accroissements brusques, et certaines observations rapportent un phénomène sur lequel les classiques sont muets, quoiqu'il soit nettement signalé un

certain nombre de fois (Salzer, Bull, Parson). Certains kystes du pancréas sont sujets à des variations de volume. Weir et M. Bérard ont observé le fait, et M. Gangolphe a insisté sur lui dans notre observation V. Enfin, dans l'observation XIII (Siraud), la malade est absolument affirmative à ce sujet.

Il est difficile d'assigner une pathogénie exacte à ce symptôme.

Péan croit que ce brusque accroissement est produit par une hémorragie intra-kystique et que la tumeur rétrocède ensuite à cause de la résorption du liquide épanché.

Cette hypothèse admise par M. Gangolphe peut être soutenue, si on songe que la paroi kystique est parcourue par de nombreux vaisseaux très friables.

Quoi qu'il en soit, la tumeur définitivement installée suit la marche propre aux kystes en général et s'accroît de plus en plus.

Les symptômes suivants n'apparaissent en général qu'assez tardivement, lorsque le pancréas est lésé profondément.

Ce sont la diarrhée, la stéarrhée et surtout l'amaigrissement.

Cet amaigrissement, ainsi que nous l'avons montré, peut arriver à la cachexie, et la mort peut survenir si l'on n'intervient pas, par suite de la déchéance de l'organisme, des troubles gastriques, de vomissements incoercibles, de diarrhées rebelles ou de phénomènes diabétiques.

Des accidents enfin, au cours de l'évolution de la maladie, peuvent être mortels. Dans ce groupe rentrent les hémorragies intra-kystiques abondantes et les ruptures du kyste dans le tube digestif ou le péritoine.

La tumeur, par son volume, peut être cause d'accidents divers du côté des autres organes abdominaux dont le principal et le plus souvent signalé est l'*ictère* (Goodmann, Janeway, Gross Bull, etc...). Cet ictère est produit par la compression des voies biliaires, c'est un ictère mécanique, et la vésicule prend des proportions énormes par suite de sa réplétion exagérée. Le foie pour certains auteurs (Faucillon, Péan), ne présenterait aucune lésion et resterait absolument normal ; pour d'autres (Bœckel) il est hypertrophié, et cette hypertrophie pourrait conduire à la sclérose de l'organe.

L'ictère enfin ne paraît pas être en rapport avec le volume du kyste, mais plutôt avec sa situation. Certains kystes de proportions moyennes peuvent provoquer le symptôme, alors que des tumeurs volumineuses ne produisent aucun accident du côté des voies excrétrices de la bile.

La compression de l'intestin a pu donner lieu à de l'occlusion intestinale définitive et mortelle (Hagenbach) ou simplement temporaire (Lardy). Enfin, dans quelques cas très rares, on a signalé un peu d'ascite, (Gangolphe, Siraud), et dans les observations de tumeurs très volumineuses on a pu enregistrer de la gêne circulatoire et une circulation veineuse collatérale (Bérard).

Quelquefois on note de la dyspnée par refoulement du diaphragme (Gangolphe). Les urines ne présentent jamais rien de particulier, hormis les cas de glycosurie.

En résumé nous nous trouvons ici en présence de deux ordres de symptômes, les uns tirés de la tumeur, les autres de l'insuffisance physiologique du pancréas. Certains ont quelque valeur, mais aucun d'eux n'est absolument pathognomonique; cependant nous verrons au chapitre suivant qu'on peut tirer un certain parti de leur ensemble.

CHAPITRE IV

DIAGNOSTIC ET PRONOSTIC

A. Diagnostic.

Nous venons de voir, au cours du dernier chapitre, combien peu de symptômes pouvaient être utiles au diagnostic. Cette difficulté de reconnaître les kystes du pancréas éclate à la lecture des observations. Presque toutes montrent que les chirurgiens qui sont intervenus avaient pour point de départ un diagnostic erroné, et ce n'est le plus souvent qu'au cours de l'opération que le diagnostic véritable put être fait. Tantôt pris pour des kystes hydatiques du foie, tantôt pour des kystes de l'ovaire, des hydronéphroses ou des kystes de la rate (Gangolphe), les kystes du pancréas ont quelquefois été supposés et discutés, mais le plus souvent méconnus. Enfin, dans un certain nombre de cas les chirurgiens n'ont fait aucun diagnostic, se résignant à des laparotomies exploratrices.

Le diagnostic cependant peut être fait, et tout d'abord lorsqu'on se trouve en présence d'une tumeur abdominale, il est bon de se rappeler que le pancréas peut aussi bien que tout autre viscère être le siège de lésions. Cette idée, sur laquelle M. Villar a insisté tout derniè-

rement, au Congrès de chirurgie, ne doit pas faire sou-
rire. Bien des kystes du pancréas sont en effet passés
inaperçus parce qu'on n'y pensait pas.

Lorsqu'on se trouve en présence d'une tumeur
abdominale, on doit faire trois hypothèses : Est-ce une
tumeur de la paroi? La tumeur est-elle située dans la
cavité péritonéale? La douleur est-elle sous-péritonéale?

Dans le cas de kyste du pancréas, la première hypothèse sera vite éliminée. En effet, les tumeurs dévelop-
pées dans la paroi abdominale antérieure, mobiles dans
le relâchement, deviennent fixes quand le malade contracte ses muscles droits (Augagneur, th. agr. 1886). Ce
signe ne se retrouve pas au cas de kyste du pancréas.

La tumeur ne siégeant pas dans la paroi, siège-t-elle
dans la cavité péritonéale ou dans l'espace sous-péritonéal? M. le professeur Tillaux *(Gaz. des hôp.*, 1886)
nous donne le moyen de le reconnaître : « Lorsqu'une
tumeur se développe dans l'espace sous-péritonéal, soit
au niveau des reins, soit au niveau du pancréas, soit
même au niveau du mésentère, *elle refoule l'intestin
au-devant d'elle*. Par conséquent, toutes les fois que vous
rencontrerez une anse intestinale interposée entre une
tumeur volumineuse et la paroi abdominale, vous
devez penser qu'elle a pour point de départ l'espace sous-
péritonéal. Lorsque, au contraire, une tumeur se développe dans l'espace intra-péritonéal, elle vient généralement se mettre directement en contact avec les
parois abdominales sans interposition d'anses intestinales. » Or, nous savons qu'en général, et c'est la percussion qui nous l'apprend, il y a toujours, au cas de
kyste pancréatique, une zone de sonorité donnée en

avant de la tumeur par le côlon transverse. Voilà donc
un signe qui nous apprendra que la tumeur siège non
dans le pancréas, mais qu'au moins elle est située dans
l'espace sous-péritonéal, car le pancréas n'occupe pas
seul la cavité péritonéale, le mésentère et le rein ayant
le même siège anatomique.

Le diagnostic avec les kystes du mésentère sera
difficile. Dans les deux cas, en effet, nous relevons à
peu près les mêmes symptômes, douleurs péri-ombili-
cales, troubles digestifs, amaigrissement. Mais, cependant, on peut trouver quelques caractères différentiels.
Les tumeurs mésentériques sont médianes; or, nous
savons que généralement les kystes du pancréas se portent plutôt vers la gauche. Etant pédiculés, les kystes
du mésentère sont généralement très mobiles, mais ceci
n'est qu'une différence apparente, car, plus souvent
qu'on ne le pensait, les kystes pancréatiques présentent
une certaine mobilité. Cependant, les premiers sont
généralement plus facilement déplaçables.

Les tumeurs liquides du rein sont plus difficiles à différencier.

Certainement les kystes rénaux siègent dans l'hypocondre, mais ce signe n'a pas de valeur absolue, les
kystes du pancréas envahissent le plus généralement
cette région à gauche. La présence de la bande de
sonorité donnée par le côlon est un signe de valeur
nulle, puisque nous le retrouvons dans l'affection qui
nous occupe. Après la distension artificielle du rectum,
a-t-on dit, le rein, quand il est atteint d'une tumeur,
disparaît dans la profondeur. Ceci ne peut être vrai
qu'au cas de petite tumeur rénale. Sans doute, l'alter-

nance d'anurie et de débâcles urinaires accompagnant une diminution de la tumeur sera un bon signe d'hydronéphrose, mais pas plus que l'analyse des urines ces symptômes n'ont de valeur absolue.

Les kystes du pancréas ont été encore confondus avec des kystes ovariens, des hydatides du foie et des kystes spléniques.

En ce qui concerne la première maladie, le toucher vaginal, sur lequel insiste beaucoup Bas, lèvera le plus souvent les doutes à cet égard. De plus, la marche de la tumeur est différente, les kystes de l'ovaire se développant de bas en haut, à l'encontre des kystes du pancréas (Küster).

Enfin nous aurons, au cas de tumeur de l'ovaire, des symptômes du côté de l'utérus, tels que son élévation, sa déviation, symptômes que nous ne retrouverons jamais au cas de tumeur pancréatique.

Les kystes hydatiques du foie pointent généralement dans l'hypocondre droit, ce qui est l'exception pour les kystes du pancréas. Leur matité est continue, sans bande de sonorité. De plus, très rarement, au cas de kyste pancréatique, on aura de l'ictère, et jamais nous ne trouverons de frémissement hydatique[1], ni d'éruption ortiée, signe auquel le professeur Dieulafoy accorde une grande confiance pour le diagnostic des hydatides hépatiques.

Les kystes du pancréas ont pu en imposer pour des kystes de la rate. Ici le diagnostic est très difficile, ou

---

[1] Les kystes hydatiques du Pancréas sont une rareté. Deux ou trois cas à peine ont été observés.

pour mieux dire, impossible. Rien ne peut permettre de différencier les deux affections : même situation anatomique, mêmes rapports ou à peu près, d'où impossibilité du diagnostic (Gangolphe, Durand, discussion *Soc. chir. Lyon*, 1900).

Enfin, l'ascite peut être discutée. Mais ici la forme de l'abdomen (ventre de batracien) et celle de la matité feront éviter l'erreur.

Cet exposé montre combien l'erreur est facile. Le diagnostic a pu être fait (Wölfler, Lardy, Bull, Tremaine, Kareswsky). Plus récemment, M. Bérard est arrivé à diagnostiquer un kyste pancréatique en s'appuyant sur les faits suivants :

1° La déformation de l'abdomen avec saillie péri et sus-ombilicale, aplatissement de l'hypogastre et des flancs ;

2° Les troubles fonctionnels, vomissements alimentaires et crises douloureuses témoignant d'une tumeur en relation avec le pylore (contiguïté) :

3° L'amaigrissement extrême ;

4° Le manque d'ictère ;

5° L'insufflation de l'estomac.

Enfin M. Villar, au dernier Congrès de chirurgie, a démontré qu'on pouvait arriver au diagnostic en considérant la forme de la matité et ses variations lors de l'insufflation de l'estomac.

Nous avons insisté au chapitre dernier sur ces deux signes, et nous avons de plus montré la valeur de l'amaigrissement extrême, nous n'y reviendrons pas. Une seule objection peut être faite au sujet de l'insufflation de l'estomac. et, ainsi que l'a fait remarquer

M. Durand *(loc. cit.,)*, on ne sait actuellement pas si au cas de tumeur liquide de la rate, l'insufflation de l'estomac, vu la situation anatomiqne de cet organe, ne donnerait pas les mêmes signes que pour les kystes du pancréas. Néanmoins ce procédé est utile, et sa valeur consacrée par les faits.

Il est une manœuvre sur laquelle il est bon d'appeler l'attention, non pour en préconiser l'emploi, mais tout au contraire pour en montrer les dangers.

Lorsqu'on se trouve en présence d'une tumeur abdominale fluctuante, il vient tout naturellement à l'esprit, armé des procédés antiseptiques actuels, d'employer la ponction exploratrice, car celle-ci peut donner des renseignements utiles, le liquide kystique possédant dans certains cas des propriétés le différenciant nettement des autres liquides kystiques.

Le liquide ovarien, en effet, est louche, fortement coloré, albumineux ; celui de l'hydronéphrose et des kystes rénaux contient les éléments de l'urine ; l'ascite donne à la ponction un liquide citrin, fibrineux, coagulable à l'air ; le liquide des kystes du mésentère est laiteux et gras, et enfin le liquide hydatique contient de l'acide succinique, des crochets, et jamais de chlorure de sodium. Par contre, le liquide des kystes pancréatiques est généralement hématique, noirâtre ou verdâtre, ne contient pas d'albumine et ne se coagule pas. De plus, celui-ci peut avoir dans certains cas les propriétés digestives du suc pancréatique, chacune de ces propriétés étant un caractère différentiel.

Mais si la ponction peut donner des renseignements précieux, qui d'ailleurs sont loin d'être constants, bien des auteurs n'ayant obtenu qu'un liquide clair sans caractéristique, elle peut donner lieu à une série d'accidents très graves, car elle expose à la perforation de l'intestin, de l'estomac (Israel), des gros vaisseaux et de l'épiploon, enfin à des péritonites pouvant devenir mortelles ou du moins difficiles à combattre. La ponction est donc à rejeter, car ici elle n'est pas bénigne, mais, au contraire, très hasardeuse. Il vaut mieux recourir à la laparotomie exploratrice.

A ces différents procédés d'exploration, on peut ajouter l'emploi du plan incliné d'Hartmann *(Gaz. heb. de méd. et chir.*, 1892). « Les tumeurs nées de la partie supérieure de l'abdomen et descendues vers l'excavation, retournent à leur lieu d'origine lorsqu'on élève le bassin. » Ceci pourrait différencier un kyste pancréatique d'un kyste de l'ovaire, par exemple.

Dans aucun cas nous n'avons relevé l'épreuve du salol par la méthode de Sahli (de Berne). Malgré les résultats inconstants (Manquat, *Thérapeutique)* que ce procédé a donnés, peut-être y aurait-il là une manœuvre capable de fournir quelques renseignements.

En résumé, le diagnostic différenciel pourra être fait. L'insufflation de l'estomac, l'étude de la matité, seront d'un grand secours. Ajoutons à cela les quelques symptômes physiologiques qu'on rencontre çà et là, l'amaigrissement qui est presque pathognomonique, et enfin la ponction exploratrice à ses risques et périls, et nous aurons les moyens de faire un diagnostic presque à coup sûr, au moins dans les cas les plus faciles.

B. **Pronostic**

Le pronostic est sérieux si on n'intervient pas. Nous avons vu que le malade, arrivant à un épuisement extrême et à la cachexie, pouvait succomber dans le coma. Un traitement approprié donnera de fort beaux résultats et le pronostic devient alors très favorable.

CHAPITRE V

TRAITEMENT

Le professeur Le Dentu écrivait en 1863, au sujet du traitement des tumeurs du pancréas : « L'insuffisance des moyens purement médicaux étant reconnue de tous, l'abstention doit être posée en règle absolue et les kystes du pancréas relégués au rang des affections contre lesquelles l'art doit avouer son impuissance. » En 1880, M. Péan déclare que le traitement ne peut être que médical, et M. Tillaux *(Anat. top.)* « qu'on ne doit pas se préoccuper du pancréas ».

Cette opinion générale des auteurs trouve son explication dans les procédés rudimentaires mis à la disposition des chirurgiens il y a quarante ans. La chirurgie viscérale n'existait pour ainsi dire pas, et on comprend la crainte des opérateurs à se lancer dans des interventions aussi périlleuses. Mais les progrès énormes faits dans cette voie ont montré qu'on pouvait intervenir sur le pancréas avec autant de chances de succès que sur tout autre organe abdominal. En 1893, M. Nimier pouvait écrire que le pancréas n'échappait plus à l'action chirurgicale, et M. Tillaux semble être revenu de sa première opinion, quoique très réservé encore. « Il ne faut, dit-il, intervenir que sous la pression d'accidents rendant la vie impossible ou insupportable. » *(Clin., t. II)*.

Actuellement les interventions sur le pancréas ne doivent plus être des pis-aller, le traitement médical n'a plus de raison d'être, les succès obtenus montrent que dans tous les cas c'est au bistouri qu'il faut avoir recours, si on veut obtenir une guérison et rendre service aux malades atteints de cette affection.

Ceci n'est pas une affirmation gratuite, et les statistiques publiées sur le sujet montrent combien il serait coupable de ne pas user des armes qui nous sont offertes. Avant les premières interventions, nous ne voyons que des terminaisons fatales, que verrons-nous maintenant dans les statistiques ?

Boeckel réunit 32 cas d'intervention sur des kystes et 25 guérisons, soit 78 pour 100. Encore, sur les 7 morts, faut-il retrancher 1 cas de Dixon où le malade mourut de cachexie non imputable à l'opération, un opéré de Koatz mort de péricardite, et 1 cas d'occlusion intestinale mortelle (Hagenbach). — Nimier relève 41 guérisons sur 50 cas, soit 82 pour 100. — Alban-Doran *(Société méd. de Londres)* compte, sur 70 cas, 60 guérisons durables et 5 cas douteux, soit un peu plus de 82 pour 100. — Enfin, plus récemment, J. Boeckel *(Cong. chirurg.* 1900) produit une statistique de 144 cas avec 9 cas de mort, dont 2 seulement imputables à l'intervention, soit une moyenne de 95 pour 100 de succès.

Ces chiffres dispensent de tout raisonnement et légitiment l'intervention. Il faut donc opérer, et il n'y a pas de contre-indications à l'opération, pas même l'état de faiblesse extrême du sujet.

N'avons-nous pas vu, en effet, qu'un des malades de M. Gangolphe était dans un état semi-comateux quand on le porta sur la table d'opération? Cependant, ce malade partait guéri peu de temps après.

Plusieurs procédés opératoires ont été préconisés :
1° La méthode de Récamier ;
2° La ponction simple ;
3° L'extirpation totale ou partielle ;
4° La marsupialisation.

Nous éliminerons immédiatement les deux premiers. La méthode de Récamier employée une fois a donné un insuccès. Le malade mourut de péritonite (Le Dentu). Quant à la ponction curatrice, elle se fera comme la ponction exploratrice et présentera les mêmes dangers. Nous en avons parlé au chapitre précédent, nous n'y reviendrons pas. Elle a été employée plusieurs fois, et quoique Israël (obs. VIII) ait obtenu, tout récemment, un succès complet à l'aide de cette méthode, nous croyons qu'elle est à rejeter, comme infidèle et surtout dangereuse.

Deux méthodes opératoires restent donc en présence : l'extirpation et la marsupialisation.

Lorsqu'on se trouve en présence d'une tumeur telle qu'un kyste pancréatique, l'idée la plus séduisante, à coup sûr, est celle d'une extirpation complète. Cette intervention paraît encore plus rationelle si, partisan de la théorie d'Hartmann, on regarde ces tumeurs comme malignes et, comme telles, susceptibles de généralisation et de récidive. Certainement, l'extirpation paraît être l'opération de choix, mais nous allons voir que si dans certains cas elle a été possible, le plus souvent elle est délicate, à rejeter même.

Nous savons que le kyste, dans son évolution, contracte des adhérences avec les organes voisins: grand épiploon, face postérieure de l'estomac, côlon transverse, etc..., que ces adhérences peuvent être très solides et souvent très vasculaires. Au cours de l'opération, la libération de ces adhérences pourra donner lieu à de sérieuses difficultés. Dans un mouvement brusque, on peut déchirer tel ou tel organe, l'intestin en particulier. Leur vascularisation si riche donnera à la section de grandes quantités de sang, d'où multiplication des ligatures pour avoir une hémostase à peu près parfaite. Enfin, l'adhérence du pancréas avec d'autres organes peut être tellement intime, qu'il est impossible ou du moins très dangereux d'essayer leur mobilisation (Gangolphe, adhérence de l'aorte; Karewsky, adhérence intime et soudure complète à l'estomac).

Nous avons vu, au chapitre II, combien les rapports normaux des vaisseaux de la région pancréatique étaient changés. Nous savons, de plus, qu'il est impossible d'établir des règles précises au sujet de ces nouveaux rapports, tellement ils sont variables. On voit par là les dangers courus quand on essaye d'opérer dans une région où tout est inconnu et où des surprises désagréables peuvent survenir. Quelques exemples feront voir combien il faut être prudent quand on veut tenter cette opération.

Anger constate que les vaisseaux spléniques sont intimement appliqués sur la tumeur. Salzer prend les mêmes vaisseaux pour une anastomose avec la mammaire interne, les lie, et, à l'autopsie, trouve la rate hypertrophiée, Bozemann rencontre une veine splénique, dilatée et tortueuse, et dans le pédicule une branche de cette veine grosse comme une humérale, etc... Enfin, M. Gangolphe, dans un cas, n'a-t-il pas arrêté l'extirpation devant d'énormes vaisseaux dilatés, probablement les pancréatico-spléniques ?

Les vaisseaux, outre leurs dimensions, sont très friables, et quand on opère dans une région aussi profonde que la région pancréatique, il est fort possible de les sectionner involontairement et de provoquer ainsi des hémorragies abondantes et même mortelles. En tous cas, ces vaisseaux nécessiteront des ligatures multiples et très difficiles. Rokitansky fut obligé d'en faire cinquante, et M. Poncet ne put amener son intervention jusqu'au bout qu'au prix de la même obligation.

A tout moment on peut avoir du collapsus. De plus, la friabilité de la paroi kystique peut donner lieu à des accidents imprévus tels, que la rupture et l'issue du liquide kystique dans la cavité péritonéale peut, malgré sa prétendue innocuité, donner lieu à des péritonites graves (Küster). Le professeur Ceccherelli (XIII° Cong. de chirurg.) a de plus appelé l'attention sur l'ouverture du canal de Wirsung au cours de l'extirpation. Il y aurait peut-être là encore une cause d'accidents.

Une dernière difficulté provient de l'absence de pédicule, absence qui est la règle (une seule exception, Bozemann). Sans doute, au cours de l'opération, on peut pratiquer la pédiculisation de la tumeur. Mais, outre le danger de cette manœuvre dans une région aussi vasculaire, les autopsies ont démontré que c'est le plus souvent aux dépens du tissu pancréatique sain que ce pédicule est constitué. Sans doute, les blessures expérimentales ne sont pas graves, mais en est-il de même en clinique? Les avis sont partagés et, pour Otis et Klebers, ces blessures seraient bien moins inoffensives qu'on ne serait tenté de le croire.

En tout cas, une telle intervention nécessite des dégâts considérables. On traumatise violemment une région contenant un plexus sympathique très important, le plexus cœliaque, et le shock est toujours à craindre. Enfin peut-on être toujours sûr de la rigueur de son antisepsie dans une zone si profonde et si anfractueuse?

Malgré tous ces dangers, l'extirpation a été tentée un certain nombre de fois (Bozemann, Martin Zweifel, Poncet, Israël), dans quelques cas avec succès. Malgré tout, les statistiques ne sont pas encourageantes. M. Nimier, sur six cas, compte quatre morts. Depuis cette publication, nous enregistrons deux cas heureux, ceux du Professeur Poncet et d'Israël. Sur huit cas donc, nous trouvons la moitié de décès. Voilà une moyenne qui donne à réfléchir, si au surplus on ajoute les énormes difficultés de l'intervention, et on peut être de l'avis de M. Michaux *(Cong. de chirurg.* 1900), qui l'a essayée deux fois et « ne veut plus la tenter ».

La marsupialisation, beaucoup moins brillante, que M. Villar *(loc. cit.)* traite peut-être un peu trop dédaigneusement de « pis-aller », n'a, somme toute, que des succès à enregistrer, et offre des garanties autrement sérieuses que l'extirpation. Sans doute, elle comporte comme toute intervention opératoire, ses surprises. Quelle est l'opération chirurgicale, même la plus bénigne, qui puisse se vanter de ne donner lieu à aucun accident ? Ici, comme partout, en chirurgie abdominale, nous retrouverons le collapsus, la septicémie, la reproduction du kyste par obstruction de la fistule (obs. XIII), la péritonite, mais combien plus rares. Et, d'autre part, est-il une opération plus simple et moins dangereuse dans sa pratique ? Wölfler eut une fois à observer la gangrène de la paroi kystique, mais la guérison ne fut que retardée. Le seul inconvénient ayant quelque importance, est la présence d'une fistule pouvant durer quelquefois assez longtemps (six mois dans un cas de Richardson). Mais actuellement on vient toujours à bout d'une fistule et rien ici ne peut arrêter le chirurgien. On a accusé la marsupialisation de ne procurer qu'un drainage imparfait de la cavité. Cet accident peut se présenter à la vérité et, dans le cas où il se présenterait, on peut faire au-dessous de la 12e côte (Gould Fenger) une incision comme dans la néphrectomie lombaire, et passer un drain, mais ce « drainage lombaire », peu employé d'ailleurs, n'a donné que des résultats peu encourageants.

A part ces quelques accidents, la marsupialisation n'en demeure pas moins une excellente opération, ainsi que le démontrent les statistiques suivantes.

Nimier (*Rev. de chirurg.*, 1893).

Incision et drainage en un temps, 8 cas, 7 guérisons.

Incision et drainage en deux temps, 9 cas, 9 guérisons.

Vergez (*Journal médecine de Bordeaux*, 1895) donne 4 morts sur 34 cas.

Mayo-Robson *(Cong. de chirurg.,* 1900), 4 cas,
3 guérisons.

Jules Boeckel *(loc. cit.).*

Incision en un temps 99 cas, 7 morts, dont 2 opératoires.

Incision en deux temps, 16 cas, 16 guérisons.

La marsupialisation a été faite en un ou deux temps.
Pendant longtemps la marsupialisation en deux temps,
appliquée pour la première fois par Thiersh aux kystes
du pancréas, d'après la pratique de Péan et Wolkman
sur les kystes du rein et du foie, a été la seule utilisée.
Presque inoffensive, elle est restée la méthode de choix
à une époque où les difficultés de la chirurgie viscérale
ne permettaient pas une grande hardiesse aux chirurgiens.

Actuellement, des procédés chirurgicaux plus per-
fectionnés, un meilleur outillage et surtout la grande
pratique de l'asepsie ont permis plus de sécurité aux
opérateurs, et à l'opération timide, qui était le drainage
en deux temps, s'est substituée une intervention plus
rapide et aussi fertile en succès, l'incision et le drainage en un seul temps.

Les longs développements que nous venons de donner
sur l'extirpation et la marsupialisation, nous dispensent
de nous étendre plus longuement sur la discussion de
la valeur respective des deux modes d'intervention.
Nous résumerons le débat en donnant l'appréciation
des différents auteurs qui se sont occupés de la question :

Boeckel conclut que l'extirpation est une méthode
d'exception, ne pouvant s'appliquer qu'à un nombre

restreint de cas (tumeur pédiculée ou pédiculisable, absence d'adhérences). En général, on aura recours à la marsupialisation.

M. le Professeur Nimier, très éclectique, conseille le plan opératoire suivant :

1° Faire la laparotomie ;

2° Mettre le kyste à nu après avoir successivement divisé les membranes qui le recouvrent ;

3° Ponction du kyste pour en vider le contenu ;

4° Fermer l'orifice avec une pince à pression ;

5° Explorer l'abdomen au point de vue des adhérences et des rapports de la tumeur avec les organes voisins et, ici, deux alternatives :

a) On trouve des adhérences facilement libérables, peu de vaisseaux ; pédiculiser la tumeur et l'extraire en totalité.

b) Les adhérences sont trop denses, trop vasculaires ; marsupialiser. Si le drainage paraît insuffisant, employer le drainage lombaire.

Ce plan a été suivi deux fois par M. Gangolphe qui a apporté une légère modification à ce manuel opératoire. Après incision de la paroi abdominale et des feuillets péritonéaux antérieur et postérieur, avant de ponctionner le kyste, il suture ensemble les deux feuillets péritonéaux. De cette façon la cavité péritonéale est absolument fermée, et on ne court plus aucun risque de la souiller avec le liquide kystique ou par une faute d'asepsie. Après quoi, l'opération est continuée selon les règles habituelles. Cette façon d'agir donne une sécurité de plus, et peut-être son emploi ferait-il disparaître les quelques cas néfastes qui entachent les statistiques de l'opération en un temps. Dans les deux cas les malades ont parfaitement guéri.

C'est encore cette opinion qui a prévalu en 1898, à la Société médicale de Londres, dans une discussion suscitée par un cas présenté par M. A. Doran. Enfin, dernièrement *(Cong. chirg.,* 1900*)*, M. Ceccherelli conclut dans le même sens, et ses conclusions ont été admises par les différents médecins ayant pris part à la discussion.

Nous ne décrirons pas ici le manuel opératoire de ces divers procédés, qui dans le cas qui nous occupe ne présente rien de spécial. Nous signalerons cependant quelques particularités.

Des incisions différentes ont été préconisées diversement. La laparotomie médiane, latérale (Mikulicz, Karewsky). Nous croyons avec M. Gangolphe que le vieux principe « inciser au point le plus saillant de la tumeur » ne trouve pas de meilleure application.

M. Gangolphe insiste particulièrement sur la nécessité, au cours de la marsupialisation, de réséquer une partie de la paroi kystique. Cette manœuvre a pour but de diminuer la longueur de la fistule et, par là, de hâter sa guérison. Cependant il recommande (et insiste aussi sur ce point) de ne pas trop en réséquer, car les adhérences tirant sur le kyste pourraient faire céder les sutures de la paroi.

Enfin, dernière recommandation, au cours de l'intervention ne pas opérer de tractions violentes sur le kyste, car, vu la friabilité de certaines de ces tumeurs, on pourrait s'exposer à des ruptures.

Nous avons vu que certains auteurs, Nimier entre

autres, ont, à l'exemple d'Hartmann, conseillé de faire au cours de la marsupialisation une contre-ouverture lombaire. Cette voie ne pourrait-elle pas servir pour arriver d'emblée aux kystes du pancréas et pour pratiquer leur incision et leur drainage?

M. le professeur agrégé Siraud s'est posé cette question et croit pouvoir en faire la voie de choix, se fondant sur deux ordres de raisons (communication orale et personnelle) :

1° Des raisons anatomiques ;

2° Des raisons anatomo-pathologiques.

I. *Raisons d'ordre anatomique.* — *a)* A gauche, la queue du pancréas se place sur la face antérieure du pôle supérieur du rein.

b) Plus souvent que ne le disent les classiques, la queue du pancréas arrive jusqu'au bord externe du rein.

c) Dans quelques cas (Siraud, th. Sandras), la queue du pancréas, qui est mobile normalement, est séparée du rein par une couche celluleuse, lâche, facile à dissocier. Cette queue dépasse le bord externe du rein gauche et peut passer au-devant de la rate, condition essentiellement favorable pour l'intervention proposée.

II. *Raisons d'ordre anatomo-pathologique.* — Ces raisons sont fondées sur le développement et le siège acquis par les kystes pendant leur marche. En effet, la tumeur, bridée en haut par le diaphragme, en arrière par les dernières côtes et les masses musculaires de la région lombaire, en dedans par les viscères, les feuillets péritonéaux et les vaisseaux, a une tendance toute naturelle à se développer à la fois en avant, en dehors et en bas ; c'est-à-dire qu'elle vient se placer dans la région lombaire. Ce siège acquis et les caractères objectifs de la tumeur sont précisément les causes d'erreurs diagnostiques. On la confond tout naturellement avec les tumeurs liquides du rein. La notion de ce siège donne, en outre, l'idée d'aborder ces tumeurs par la voie lombaire :

L'incision à recommander dans ce cas sera grande, oblique, dirigée de l'échancrure costo-vertébrale vers la paroi abdominale antérieure, parallèlement à la crête iliaque. Pareille incision est suffisamment étendue pour mettre à jour la tumeur sur ses faces postérieure et externe (même antérieure s'il le faut).

Dans l'incision des couches profondes, on peut ménager la loge des muscles sacro-lombaires en se portant en dehors du bord externe du psoas, et on trouve les points de repère voulus pour reconnaître le rein. Point n'est besoin de se préoccuper de la rate. Le côlon, représenté ici par son coude gauche, est généralement refoulé en bas et en dehors, plus rarement en avant et en dehors vers le périné (voir chap. II), mais sa situation beaucoup plus antérieure ou superficielle par rapport à la tumeur, qui est, par ce procédé, abordée par sa face postéro-externe, ne donne pas lieu à de sérieuses préoccupations.

Ainsi, en passant en dehors du rein gauche, on rencontre la tumeur saillante dans la région par sa face postérieure. Elle peut être ponctionnée, incisée et marsupialisée.

Il n'y a pas lieu, en se référant aux considérations précédentes, de se préoccuper de la blessure possible de la plèvre. La tumeur est au-dessous des côtes, dont rien n'empêche de réséquer la 12ᵉ dans son extrémité, si toutefois cela était nécessaire.

Cette voie lombaire paraît offrir les avantages suivants, avantages capitaux :

1° On se tient constamment en dehors de la cavité péritonéale. Nous avons là les mêmes avantages que pour l'extirpation des tumeurs du rein par la voie lombaire. A la rigueur, l'incision, telle que nous l'avons conseillée, permet, si la tumeur ne se présente pas immédiatement à son niveau, de décoller le péritoine pariétal postérieur et d'aller à sa recherche ;

2° Elle réalise au maximum les conditions de sécurité et de facilité opératoire. Il n'y a pas lieu, en effet, de se préoccuper d'ouvrir et de diviser la série des feuillets péritonéaux placés au-devant du kyste comme dans la laparotomie. En outre, elle permet d'éviter les difficultés opératoires inhérentes à la présence de l'estomac et du grand épiploon placés au-devant de la tumeur (Siraud, obs. XIII).

3° Elle assure un drainage parfait, le drain étant placé dans la partie la plus déclive.

Ces avantages sont suffisamment explicites pour justifier ce manuel opératoire comme étant, dans les cas où il est applicable, le procédé de choix. Cette idée n'a pas encore été mise en pratique. Théoriquement, elle est praticable et très séduisante. Elle a le droit d'être étudiée plus complètement et surtout expérimentée. M. Siraud se propose de reprendre cette étude.

En résumé, en présence d'un kyste du pancréas il faut toujours intervenir, et le mode d'intervention le plus sûr sera la marsupialisation.

OBSERVATIONS

Nous ne donnerons ici que les opérations parues depuis le dernier travail complet publié sur la question.

On trouvera les observations dans les travaux de Boeckel, Nimier, les thèses de Faucillon, Bas, Adoue et Tulasne, dont l'indication bibliographique se trouve ci-près.

OBSERVATION I (Résumée).

(Cade et Jourdanet, *Province médicale*, 1898, p. 229.)

Nous donnons ici cette observation quoi qu'elle ne paraisse pas, à vrai dire, s'adresser à un véritable kyste primitif du pancréas, mais plutôt à un kyste développé sur un carcinome en évolution.

Mme X..., soixante-huit ans, entrée à l'Hôtel-Dieu, salle Saint-Paul, le 15 novembre 1897. Pas d'antécédents. Trois enfants en bonne santé. Depuis longtemps existence d'une tumeur hypogastrique indolente, devenue douloureuse depuis trois mois.

A l'examen on constate une tumeur grosse comme une orange, assez mobile, située sous l'ombilic, nettement à gauche de la ligne médiane, douloureuse à la pression. Pas de fluctuation. Matité à son niveau,

Mauvais état général. Amaigrissement extrême. Anorexie. Urines albumineuses, mais pas de sucre.

On diagnostique une tumeur de la paroi par suite de son immobilisation par les muscles abdominaux.

Intervention le 18 novembre : on reconnait une tumeur du pancréas. M. Vallas marsupialise la poche.

Suites : Quelques vomissements alimentaires et bilieux, coliques, constipation. T. = 39 degrés. Insomnie.

Tout rentre dans l'ordre par la suite.

L'examen *histologique* de la tumeur montre qu'il s'agit nettement d'un *carcinome*.

L'analyse des urines ne présente rien de particulier, légère albuminurie.

Vers les premiers jours de décembre, l'état général s'affaiblit. Cachexie et mort le 29 décembre.

OBSERVATION II

(Bérard, *Soc. de sc. méd. de Lyon*, 20 décembre 1899.)

Mme X..., cinquante et un ans, 9 enfants, dont 6 vivants et bien portants, 3 morts.

Elle n'a rien à signaler dans son passé au point de vue pathologique. Son affection avait débuté par des phénomènes gastriques (pesanteurs, vomissements irréguliers) pendant trois mois, sans qu'elle ait constaté autre chose qu'une irradiation dans la région sus-ombilicale, puis apparut une tumeur du volume d'un œuf, et enfin d'un poing, qui semblait subir des modifications de volume dues à sa mobilité. Les troubles gastriques s'accentuant et la tumeur étant devenue volumineuse, elle entra à l'hôpital.

A son entrée, l'examen montrait une tumeur dans la région sus-ombilicale, les téguments étaient pâles, mais il n'y avait ni œdème des membres inférieurs, ni teinte jaune paille. Dans la station assise, la tumeur saillait dans la région ombilicale; à jour frisant elle offrait des battements (mais sans expansion propre).

Ils étaient transmis par l'aorte. Il existait un peu de vascularisation complémentaire de l'abdomen. A la palpation, le foie était abaissé, et on sentait au-dessous une tumeur transversalement mobile, et plus étendue à gauche qu'à droite, la malade étant en position moyenne, elle était moins mobile verticalement, elle suivait les mouvements d'élévation et d'abaissement du diaphragme, mais moins que le foie. La percussion montrait que la matité hépatique se confondait avec la tumeur, à gauche et en bas on avait le son tympanique de l'estomac.

En insufflant l'estomac on constata que celui-ci était en avant de la tumeur. L'examen de l'utérus, de l'ovaire, du rein ne révélaient rien. Le diagnostic était à faire entre tumeur du foie, de la vésicule, du mésentère et du pancréas.

La situation de la tumeur faisait éliminer l'estomac, ainsi que la forme des troubles fonctionnels.

Pour le foie il se serait agi d'une tumeur pédiculée, mais on n'a pas de kyste en rapport aussi net avec l'aorte, de même pour une lésion de la vésicule.

Les kystes du mésentère sont toujours mobiles en tous sens, ils ne viennent pas à la paroi.

Le siège de la tumeur et l'absence de notions permettant de penser aux autres organes leur fit soupçonner un kyste du pancréas à siège un peu particulier.

M. Bérard fit une incision dans la région sus-ombilicale, la tumeur était séparée de la paroi par le petit épiploon gastro-hépatique distendu. En saisissant la tumeur auec une pince, elle se rompit. Protection du péritoine et suture de la poche à la paroi. Il s'écoula un liquide séro-hématique (1 litre 1/2 à 2 litres).

Après l'opération, les suites furent simples, mais un mois après la malade eut une température de 38° à 38°5, avec une tuméfaction douloureuse dans la fosse iliaque sans signe d'appendicite, il y avait un abcès qu'on ouvrit par la région lombaire.

Le liquide simulait celui du kyste ; il est probable qu'un peu de liquide, issu par une fissure de la poche, était venu tomber dans cette région déclive. La guérison s'est effectuée en deux mois.

OBSERVATION III

(Keilber. Zur Kazuistick der Pancreas,

Wiener klin. Wochenschrifft, 1899, n° 29.)

Malade de trente-quatre ans, ayant depuis huit ans des douleurs dans la région de l'estomac. Depuis deux ans s'est développée dans cette région une tumeur qui atteint maintenant les dimensions d'une tête d'enfant, et sur laquelle on perçoit, au niveau de la convexité maximum, de la fluctuation. Elle est ovoïde et envoie vers le haut une sorte de prolongement long d'environ 2 centimètres et à peu près de même largeur. La tumeur est extrêmement mobile et se laisse pousser avec facilité dans toute la cavité abdominale. *On peut même la refouler sous les arcs costaux gauches.* Après avoir distendu l'estomac et le côlon, on porte le diagnostic de kyste du pancréas.

Au cours de l'opération (Albert), on voit que le kyste repose sur l'estomac dans la région pylorique, sans toutefois provoquer de sténose, et qu'il est situé sur la queue du pancréas.

Incision de la paroi abdominale. On divise le pédicule formé de tissu pancréatique en transformation kystique. Suture du pédicule. Fermeture de la plaie abdominale. Guérison.

Pas de sucre avant et après l'opération. Augmentation de poids de 8 kilogrammes en six semaines.

OBSERVATION IV (inédite).

(Due à l'obligeance de M. le professeur agrégé Gangolphe.)

X..., homme, trente-cinq ans, entre au mois de juin 1896 dans le service de M. Gangolphe.

Ce malade avait fait plusieurs stages dans les services de l'Hôtel-Dieu.

Vu une première fois par M. Léon Tripier, il fut soigné pour
une hydronéphrose. Ponction. On retire un liquide ne contenant
aucune trace d'urée.

Deux ans plus tard, le malade revient dans le service de
M. Auguste Polosson. On fait une laparotomie latérale gauche.
Incision d'une poche kystique. L'extirpation étant impossible,
on marsupialise le kyste. Drainage. Suppuration considérable.

Repris par M. Jaboulay, l'extirpation est de nouveau tentée
sans résultat. M. Jaboulay referme la poche en drainant.

Lorsque M. Gangolphe vit ce malade, il se trouva en face
d'un homme cachectique au dernier degré, dans un état de mai-
greur effrayante et presque dans le coma. M. Gangolphe pense
à une fistule d'origine rénale, et décide d'intervenir par la méthode intra-péritonéale.

Après avoir bourré de gaze iodoformée le trajet fistuleux, on
fait autour de la fistule une incision losangique comprenant tous
les tissus jusqu'au péritoine inclusivement. On tire sur la tumeur
et on cherche à décortiquer en libérant le foyer postérieur du
péritoine. A mesure des tractions, dès qu'on lâchait la tumeur,
celle-ci rentrait. Mais M. Gangolphe s'aperçut bientôt que l'aorte
adhérait fortement à la tumeur et en suivait les déplacements.
Il dut dès lors arrêter l'extirpation et, après résection de 5 à
6 centimètres de la poche, marsupialiser par la méthode habi-
tuelle.

Amélioration. Pas de complications. Lorsque le malade est
parti, il était porteur d'une fistule en bonne voie de guérison.

Perdu de vue depuis.

OBSERVATION V (inédite).

(Due à l'obligeance de M. le professeur agrégé Gangolphe.)

Au mois de mai 1898, M. Gangolphe est appelé dans le service de M. le professeur Bondet, auprès d'une malade âgée de
quarante-cinq ans, atteinte d'une hydronéphrose intermittente (?).

M. Gangolphe trouve la malade porteur d'une tumeur volumineuse, dépassant comme volume celui d'une tête d'adulte, située un peu haut dans l'hypocondre gauche et dont le début remontait à un an et demi ou deux ans, ayant grossi progressivement depuis l'époque de son apparition. Gêne respiratoire très marquée. Troubles digestifs. Amaigrissement très prononcé. Diminution des forces assez sensible, mais pas de teinte cachectique, pas d'œdème des membres inférieurs, pas d'ictère.

La malade était encore réglée, mais très irrégulièrement.

Elle affirmait *que la tumeur était sujette à des variations de volume.*

La malade passe dans le service de M. Gangolphe, salle Sainte-Marthe, lit n° 3o.

Pendant un mois et demi, elle est mise en observation. Examen des urines fait régulièrement au point de vue qualitatif et quantitatif. Jamais de variations, toujours la normale.

Examen de la tumeur. — Elle est arrondie, uniforme, lisse, rénitente, fluctuante, se perdant sous les fausses côtes gauches, mate dans toute son étendue. Sonorité stomacale faible, et surtout sonorité intestinale à la partie antéro-interne.

Ballottement rénal.

Pas de douleurs à la pression.

Etant donnés les symptômes et l'absence de troubles urinaires, on fait le diagnostic de *tumeur kystique de la rate.* — On ne pensa pas au pancréas.

L'intervention étant décidée, on fait une incision latérale gauche de 15 centimètres sur la partie la plus saillante de la tumeur. Il s'écoule une petite quantité de liquide ascitique. On trouve l'intestin grêle repoussé en bas, l'S iliaque était soulevée par la tumeur, ainsi que le péritoine pariétal postérieur.

Chemin faisant, on reconnaît l'intégrité de la rate ; le siège de la tumeur est donc sous-péritonéal. Incision du feuillet péritonéal un peu en dehors de l'S iliaque sur une étendue de 10 à 12 centimètres. On repère les bords de la plaie péritonéale à l'aide de pinces hémostatiques. Décollement facile. Le rein apparaît complètement sain.

Faisant saisir la tumeur avec des pinces à plateau et tirer par
un aide, on pratique une ponction qui donne issue à un liquide
très hématique. La poche se déchire. On assèche et on continue
l'extirpation. La paroi du kyste est très épaisse mais très friable.

M. le professeur agrégé Rochet, qui assistait M. Gangolphe, tire la tumeur en avant. A chaque instant on pense avoir
terminé et toujours on trouve de nouveaux points adhérents.
Pour pouvoir agir, on est obligé d'exercer des tractions très
considérables, et *dès qu'on cesse les tractions la poche rentre.*

A un moment donné, M. Gangolphe aperçoit de gros vaisseaux
veineux, certainement les veines pancréatico-spléniques.

Cette constatation ajoutée à la profondeur du champ opératoire et à la friabilité de la poche fait que M. Gangolphe trouve
plus prudent de s'abstenir. Il cesse alors la décortication
et, après avoir réséqué, sans trop tirer toutefois, 3 ou 4 travers
de doigt de la paroi kystique, il suture le péritoine pariétal au
péritoine viscéral, au catgut, et comprend dans une même suture le
péritoine ainsi traité, la paroi kystique et la plaie abdominale. On
place enfin deux gros drains et une mèche de gaze iodoformée.

Sécrétion très abondante. Suites simples. La période de fistu-
lisation dure deux mois. La guérison est aujourd'hui définitive.
Six mois après l'intervention, la malade écrivait à M. Gangolphe
qu'elle se portait très bien, qu'elle avait engraissé, qu'enfin son
état général était parfait.

OBSERVATION VI

(Israël, *Réunion libre des chirurgiens de Berlin,*
11 décembre 1899.)

Femme de trente ans qui depuis quelque temps était sujette
à des douleurs stomacales survenant sous forme d'accès et ressemblant à des coliques. En l'examinant, M. Israël trouva sous
les fausses côtes gauches, les dépassant un peu, une tumeur
tendue, rénitente, sensible au toucher, de la dimension d'une

orange, laquelle tumeur se déplaçait vers l'épigastre et pouvait être palpée en totalité quand la malade était couchée sur le côté droit. Dans la station debout, la tumeur apparaissait entre l'ombilic et l'épigastre.

Comme les troubles accusés par la malade allaient en augmentant, M. Israël fit la laparotomie et, dès l'ouverture de la cavité abdominale, il put constater qu'il n'y avait pas de ptose viscérale comme il l'avait pensé tout d'abord. En sectionnant le ligament gastro-hépatique il tomba sur la tumeur, un kyste recouvert par du tissu glandulaire et du tissu fibreux. Le kyste, qui appartenait au pancréas, a pu être extirpé. La glande elle-même était tellement mobile qu'on aurait pu l'attirer au-devant de la paroi abdominale. Le liquide du kyste était un liquide trouble, qui saccharifiait l'amidon et émulsionnait les graisses.

Guérison.

OBSERVATION VII

(Israël, *id.*)

Dans ce cas, le kyste du pancréas avait produit des symptômes d'hydronéphrose intermittente. La malade dont il s'agit avait depuis plusieurs années des douleurs survenant par accès d'une durée de six jours, accompagnés d'une tumeur kystique sous les fausses côtes gauches.

En examinant la malade, M. Israël put constater que la tumeur était située derrière l'estomac et suivait les mouvements du diaphragme.

La laparotomie montra que la tumeur était recouverte par le ligament gastro-hépatique et adhérait au côlon. Pendant qu'on essayait de libérer celui-ci, le kyste se rompit, si bien qu'au lieu d'extirper la tumeur on fut obligé de la marsupialiser.

Le liquide qui s'écoula pendant l'opération, ainsi que celui qui fut recueilli après la suture de la poche à la paroi abdominale, avait les caractères du suc pancréatique.

Guérison.

OBSERVATION VIII

(Israël, *id.*)

Il s'agit d'un homme de cinquante et un ans, qui depuis quelque temps présentait des vomissements et des douleurs stomacales survenant par accès.

L'examen montra à M. Israël que le malade avait une tumeur rétro-stomacale. Il fit la laparotomie, mais la tumeur était tellement emprisonnée par des adhérences qu'il ne fallait pas songer à l'extirper, ni à la suturer à la paroi abdominale. Le ventre fut donc simplement fermé.

Mais lorsque les douleurs et autres symptômes revinrent, M. Israël se décida, douze jours après l'opération, à ponctionner la tumeur à travers l'estomac, au moyen d'un long trocart très fin. Il s'écoula, goutte par goutte, 1 litre et demi d'un liquide brunâtre.

La tumeur a disparu, et depuis cinq ans que la ponction a été faite, elle ne se reproduit pas. Le malade n'a plus ses douleurs stomacales continues, mais de temps en temps il présente des accès de coliques. Probablement, la cause de l'affection est une lithiase pancréatique.

OBSERVATION IX

(Delagenière, *Arch. prov. de ch.* 1900.)

Jacques R..., trente-cinq ans, fermier à la Grellerie, près Chenu (Sarthe), nous est adressé par le D\u0072 Hondoux, de Château-du-Loir.

Dans ses antécédents nous relevons une bronchite il y a douze ans, et une jaunisse il y a huit ans.

Depuis ces accidents d'ictère, il a des crises douloureuses. La douleur naît à l'épigastre et s'étend ensuite à tout le ventre. La crise revient trois à quatre fois par an et dure d'un à deux jours. Pendant la crise il est obligé de garder le lit et a des vomissements incoercibles,

Il y a cinq semaines, la crise est plus forte que de coutume, les vomissements sont incessants et la douleur du creux de l'estomac plus vive. Tous ces symptômes persistent pendant une dizaine de jours. Il s'aperçoit alors qu'il a une grosseur saillante à l'épigastre, débordant d'abord plutôt du côté droit, puis se portant et se développant rapidement à gauche. Depuis cette constatation, ses douleurs n'ont pas cessé, elles sont violentes, les vomissements sont continuels. Depuis trois semaines, le malade n'a pu digérer que de petites quantités de lait.

État actuel. — Le malade présente une coloration bronzée de la peau, bien caractéristique et surtout marquée au visage. Il est jaune terreux. Les traits sont tirés, il est maigre mais non cachectique. Il souffre beaucoup, surtout pendant le décubitus. Les douleurs siègent principalement au creux de l'estomac et dans les reins, elles sont exaspérées par les mouvements de la respiration.

Localement, on constate une sorte de voussure faisant saillie au niveau de l'hypocondre gauche. Elle semble se perdre sous les fausses côtes gauches et se limite assez bien par la palpation. Elle dépasse à droite la ligne médiane d'un travers de main, et descend à trois travers de doigt au-dessous de l'ombilic. Elle paraît avoir le volume de la tête. La pression exercée sur la tumeur est partout douloureuse, cependant la région ombilicale présente une sensibilité spéciale.

La percussion dénote de la matité dans la partie saillante de la tumeur. A droite, elle est séparée du foie par une zone sonore. En haut, dans la région épigastrique, on perçoit le tympanisme gastrique. Enfin, le flanc gauche est sonore. La tumeur est fluctuante et la sensation de flot se perçoit jusqu'en arrière dans la région lombaire.

En faisant déplacer le malade et lui faisant prendre successivement toutes les positions possibles, on ne modifie en aucune façon, le rapport des zones sonores et des zones mates. La tumeur est donc fixe.

On ne trouve pas de ganglions hypertrophiés, ni dans les aisselles, les aines, le cou, ni nulle part.

Le malade ne présente rien au cœur, ni aux poumons. Il urine 1450 grammes d'urine qui renferme

Urée. 27 gr.55
Acide urique 1 gr.45
Acide phosphorique. 2 gr.50

Indican en grande quantité, mais on ne trouve ni sucre ni albumine.

Les fonctions digestives ne se font pour ainsi dire plus. C'est à peine si le malade peut digérer un peu de lait. Les selles ne présentent pas de graisse.

Opération. — Le 10 octobre 1899.

A 4 centimètres de la ligne médiane à gauche, je descends une incision de 12 à 15 centimètres sur le muscle droit, en partant au-dessous des côtes.

Je passe à travers le muscle en dissociant ses fibres, dans le but de pouvoir, au besoin, sphinctériser ma marsupialisation. Le péritoine est bientôt ouvert, le feuillet antérieur de l'épiploon qui tapisse la tumeur est dissocié transversalement et une portion de cette dernière est mise à nu.

Elle a un aspect grisâtre, est très tendue, au point que la fluctuation ne paraît pas certaine.

L'estomac, réduit au quart de son volume normal, est situé au-dessus de la tumeur, à laquelle il semble fusionné. Au-dessous, le côlon est refoulé et complètement hors de vue. La cavité péritonéale est soigneusement garnie de compresses, puis une ponction est faite sur la partie saillante de la tumeur.

Cette ponction donne issue à 3 lit. 60 de liquide brunâtre, mousseux, qui ne coagule pas. Après la ponction la poche s'affaisse et est d'un accès plus facile, mais ses parois sont épaisses et tapissées extérieurement par de gros vaisseaux qui semblent appartenir, d'une part, à l'épiploon et, d'autre part, à la tumeur elle-même. Celle-ci adhère intimement aux organes voisins, de sorte que toute décortication complète paraît impossible. On doit donc, ce qui était prévu, s'en tenir à une marsupialisation.

La séreuse pariétale est suturée au moyen de deux surgets à la surface de la tumeur, de façon à laisser au milieu un espace de cette dernière à l'orifice de la ponction. Je pratique alors une ouverture d'environ 8 à 10 centimètres dans la partie extériorisée du kyste, de façon à pouvoir introduire la main dans l'intérieur. Cette main peut facilement explorer la cavité du kyste. A droite, elle va jusque sous le foie; en haut, elle passe sous l'estomac que l'on peut soulever; en arrière, elle arrive au contact de la colonne vertébrale et de la paroi lombaire.

Nulle part on ne sent de calculs, de portions friables, mais on ramène des débris de fausses membranes brunâtres. Je fais un grand lavage de la poche kystique avec du sérum chaud, et j'installe dans sa cavité trois gros drains de 12 millimètres; enfin, je fixe les bords de l'ouverture du kyste à l'aponévrose antérieure du muscle avec des catguts. Je termine en suturant la paroi comme à l'ordinaire et en fixant les drains à la peau avec des crins de Florence. Pansement simple, avec compresse et ouate stérilisée.

Examen du liquide (résumé). — Le liquide est louche, rouge foncé. coloration due à de l'hémoglobine. Sa densité égale 1,023, sa réaction est alcaline, sa consistance visqueuse.

Abandonné à lui-même, le liquide laisse déposer de grandes quantités de globules sanguins. La couche supérieure présente la même densité et la même viscosité que la couche inférieure. Il n'y a pas formation de caillot.

Le liquide contient des globulines, de l'albumine, de la mucine, de la paralbumine, 1 gramme 40 d'urée; une quantité très faible de cholestérine. Il n'y a ni leucine, ni tyrosine.

L'examen du dépôt au microscope donne des globules du sang, des leucocytes, des globules gras, quelques débris épithéliaux.

Examen de la paroi. — Fragment enlevé au cours de l'opération. Sur des coupes il est impossible de distinguer aucun élément glandulaire, mais on trouve, rapprochés de la paroi interne du kyste, de nombreux vaisseaux de nouvelle formation, dont quelques-uns séparés de la cavité du kyste par une mince couche de fibrine coagulée.

Marche. — Les suites opératoires ont été des plus simples. La température n'a jamais dépassé 37 degrés. Le malade s'est trouvé soulagé immédiatement, il a commencé à digérer un peu de lait dès le deuxième jour, puis les fonctions digestives se sont rétablies peu à peu.

Il s'est écoulé beaucoup de liquide par les drains, tantôt clair, tantôt brunâtre. Le quatorzième jour, on enlève deux drains et on en laisse un. Le malade sort de la clinique, le 3 novembre, quinze jours après son opération, avec un tube à drainage et en parfait état.

Vers le 15 novembre, il rentre à la clinique ; on supprime le drain, il ne reste plus qu'une cavité dans laquelle on introduit le doigt, et qui paraît avoir le volume d'un œuf. Le malade retourne chez lui, il revient absolument guéri le 1er décembre. Cependant les digestions sont encore pénibles, et il ne reprend pas vite les forces. Le 8 janvier 1900, il revient me voir absolument transformé, la guérison est complète et parfaite. Localement, pas la moindre fistule, et, au point de vue de l'état général, le malade va aussi bien que possible ; plus de teinte terreuse, plus de faiblesse, il a repris de l'embonpoint, enfin il digère tous les aliments.

10 février 1900. — Le malade est toujours en parfaite santé.

OBSERVATION X (résumée).

(A. Doran, Soc. méd. de Londres, *Brit. med. J.*, 1898.)

Malade, vingt-quatre ans. Tumeur ayant débuté vingt ans auparavant. Pas de traumatisme, pas d'ictère. Depuis quatre ans deux attaques de mélancolie. Crampes douloureuses fréquentes à l'épigastre. Pas de vomissements. Tumeur saillante, fluctuante, très mobile, située dans l'épigastre et l'hypocondre gauche.

Laparotomie exploratrice : On voit un kyste du corps du pancréas. Marsupialisation : 1400 grammes de liquide gris jaunâtre, pas de crochets.

Fistule pendant quelques mois.

OBSERVATION XI (résumée).

(Tulasne, th. Paris, 1899.)

Femme, vingt-quatre ans. Pas d'antécédents. Quatre fausses couches.

Au mois de septembre 1897, mauvais état digestif. Nausées, vomissements. Amaigrissement. Le 2 février, pendant son travail, douleur violente péri-ombilicale Syncope. Entre le 4 février.

Tumeur douloureuse à la pression. Matité dans les fosses iliaques. Diagnostic : hématocèle.

Laparatomie. Drainage. Guérison.

Revient le 4 octobre. Mêmes symptômes. Tumeur dure, rénitente. Battements.

Marsupialisation. Guérison.

OBSERVATION XII (résumée).

(Descazals et Mihiel, *in* th. Tulasne. Paris, 1899.)

Homme, soixante-six ans. Pas d'antécédents.

Au mois d'avril 1897, ictus apoplectiforme. Quelques mois après, nouvel ictus.

Anorexie. Vomissements. Amaigrissement. Douleurs épigastriques.

Tumeur douloureuse mate sans limites précises.

Laparatomie. Marsupialisation.

Mort le lendemain de l'opération.

OBSERVATION XIII (inédite et personnelle).

(Prise dans le service de M. le professeur agrégé Siraud,
suppléant M. le professeur Gangolphe.)

Marie-Louise V..., vingt-deux ans, cultivatrice, entrée à
l'Hôtel-Dieu, salle Saint-Martin, le 16 septembre 1900, lit n° 11.

Père mort, à cinquante-huit ans, d'une maladie de cœur. Mère
et deux frères en bonne santé.

Réglée à douze ans Règles abondantes, mais jamais d'accidents.

Mariée à dix-neuf ans. Un enfant né à terme, actuellement
âgé de deux ans. Bonne grossesse. Un seul vomissement pendant
sa grossesse, quelque temps avant la délivrance.

Quinze jours après l'accouchement, nouveau vomissement. A
nourri pendant huit mois sans accidents.

Pas de nouvelle grossesse, pas de fausses couches.

N'a jamais été malade, mais n'a jamais eu un bon état général.
Tempérament légèrement nerveux.

Histoire de la maladie. — Au mois de mai 1899, crises douloureuses dans le creux épigastrique, irradiant dans la région
thoracique, jamais du côté de l'abdomen et des organes géni-
taux.

Céphalées très fortes pendant quatre ou cinq jours. Sensation
d'étouffement, nausées suivies de vomissements abondants. Les
vomissements ne présentaient pas de coloration semblable,
tantôt jaunâtres, tantôt verts, tantôt brunâtres, rappelant la
couleur du chocolat au lait. Mêmes variétés au point de vue du
goût, tantôt amers, tantôt aigres.

Pendant la crise, apparition d'une tumeur de la grosseur d'une
mandarine située dans le creux épigastrique, surtout vers le côté
gauche, et disparaissant à la fin de la crise.

Les crises se reproduisirent dans la suite, surtout nocturnes,
survenant presque toujours vers 1 heure du matin. Quelques

crises diurnes à des heures très variables. L'heure des repas ne paraissait influer en rien sur la venue de la crise.

Au moment de la crise, pas de mictions.

Après la crise, urines très rouges, chargées, mais peu abondantes.

La malade mangeait de tout. Pas de dégoût marqué pour certaines catégories d'aliments. Bon appétit entre les crises, mais digestions très lentes. Après les crises, boulimie.

Pendant huit jours, au début de l'affection, diarrhée jaunâtre, avec glaires ressemblant à du blanc d'œuf, puis alternatives de diarrhée et de constipation, avec une tendance plus marquée vers cette dernière.

Le médecin de la famille, appelé auprès de la malade, crut à un ulcère de l'estomac, essaya quantité de remèdes sans résultat, et la mit enfin au régime lacté et aux œufs, que la malade dut abandonner ne pouvant les supporter.

Cet état dura dix mois, avec des crises plus ou moins espacées. La malade cite des intervalles d'un mois.

Au mois de février dernier, la malade eut une crise en tous points semblables à la première. Mais le ventre devint ballonné et d'une dureté de bois, d'après ce qu'elle raconte.

En même temps, la tumeur, grosse comme le poing, ne disparut que quelques jours après. Au bout de vingt-quatre heures après sa disparition, elle réapparut et s'installa définitivement, grossissant peu à peu, mais non graduellement, semblant diminuer parfois. Elle arriva enfin au volume qu'elle présente actuellement.

L'appétit était à peu près conservé, mais les digestions étaient de plus en plus pénibles. Après chaque repas, ballonnement du ventre, mais plus de vomissements. Selles assez régulières et assez faciles. Jamais d'ictère.

Pendant la maladie, les règles ont toujours été régulières, pas de pertes blanches. Deux mois avant l'opération, pendant ses règles, expulsion d'un « morceau de chair ». La malade dit que le médecin consulté ne crut pas à une fausse couche.

Un médecin appelé ordonna des vésicatoires qui, au dire de la malade, la soulageaient et faisaient diminuer la tumeur.

Depuis le commencement de la maladie, amaigrissement énorme. Perte de 19 kilogrammes. De 63 kilogrammes, la malade était tombée à 45. Teinte pâle des téguments. Pas de pigmentation spéciale.

Au mois de mai dernier, un troisième médecin parla de cancer et proposa l'opération, mais la malade ne se décida à entrer à l'hôpital que le 16 septembre dernier et fut opérée le 29 du même mois.

État actuel. — Il existe au niveau de la région lombaire gauche une tumeur du volume d'une tête d'adulte, refoulant en avant et en dehors la paroi abdominale, avec point culminant au niveau de l'ombilic. La paroi postérieure de l'abdomen, au niveau de la fosse lombaire, fait également saillie. Cette tumeur est uniformément mate à la percussion. Toutefois, il existe une zone de sonorité siégeant au haut, près de la base du thorax, et en dehors sur le trajet du côlon descendant. La consistance de la tumeur est nettement fluctuante. La sensation de fluctuation se perçoit aussi bien en avant qu'en arrière et sur les côtés. La tumeur est mobile dans sa totalité et dans tous les plans. Il y a du ballottement rénal très net.

La température de la malade, prise avant l'intervention, est normale.

L'analyse des urines a donné les résultats suivants :

Volume	= 1 litre.
Réaction	= acide.
Couleur	= jaune citron.
Densité	= 1,024.
Urée	= 26 grammes par litre.
Glycose	= néant.
Albumine	= néant.

Examen microscopique du dépôt :

a) Cristallin : Nombreux cristaux d'acide urique ; cristaux d'urate de soude et d'urate d'ammoniaque ;

b) Organisé : Cellules épithéliales. Cellules grandes de la couche superficielle. Cellules arrondies de la couche profonde en assez grand nombre. Pas de leucocytes, de cylindres. Vibrions.

En raison de ces signes, on admet la possibilité d'une uroné-
phrose fermée, toutefois, en songeant à l'existence possible
d'un kyste de la queue du pancréas, surtout en raison des
symptômes gastro-intestinaux et des crises épigastriques observés par la malade, ainsi que de son amaigrissement.

L'insufflation de l'estomac n'a pas été pratiquée. Le toucher
vaginal ne donne rien.

Intervention. — En raison de la saillie unilatérale, on choisit
la voie para-péritonéale, bien que la voie lombaire eût été possible et même aurait été, dans le cas particulier, la voie de
choix (Siraud, *In* thèse Sandras, Lyon, 1897).

A l'ouverture de la cavité abdominale, on voit immédiatement
au-devant de la tumeur et accolé à elle, l'estomac allongé verticalement et le grand épiploon. On abandonne la voie para-
péritonéale et on fait une boutonnière au travers des feuillets du
grand épiploon (procédé de Cruveilher pour la découverte du
pancréas), et l'estomac soulevé est décortiqué des adhérences
qu'il a contractées, par sa face postérieure, avec la tumeur.

Celle-ci apparaît recouverte par une coque blanc bleuâtre
assez vasculaire. Ponction sur le point culminant de la tumeur.
Un liquide abondant, dont la quantité est approximativement
de 2 litres, de coloration jaune verdâtre, nullement hématique et
presque clair, fait issue. Au moyen de pinces à plateaux, on
attire la coque du kyste au travers de la boutonnière épiploïque,
et cette coque, légèrement décortiquée et mobilisée, est suturée
à la paroi abdominale.

Les jours suivants, rien à signaler. Suites opératoires très
bonnes. Pas de température.

6 novembre. — Eruption ressemblant à de l'érythème noueux,
sur le genou gauche. On ordonne du salycilate de soude et de
l'antipyrine. Rétrocession de l'éruption.

8 novembre. — La température est de 39°5. Céphalée assez
forte. Courbature violente. Quelques nausées. On donne une
purgation. Quinine contre la température.

9 novembre. — Température dépassant 40 degrés. Mauvais

état général. Céphalée intense. Nausées. Constipation. On croit à une infection intercurrente malgré l'absence de phénomènes pulmonaires ou péritonéaux.

On défait le pansement et l'examen de l'abdomen montre l'existence d'une collection fluctuante de la grosseur des deux poings.

M. Villard, chirurgien des hôpitaux, appelé auprès de la malade en l'absence de MM. Gangolphe et Siraud, examine le trajet fistuleux et la fluctuation existant au fond de ce trajet, effondre la paroi avec le doigt.

Il sort un liquide assez épais, d'un jaune assez prononcé, plus foncé et plus dense que du liquide d'ascite. Quantité, 1/2 litre environ. Quelque peu de pus.

L'analyse du liquide n'a pas été faite, mais en présence de ces symptômes on peut penser à une rétention secondaire du liquide kystique. Le kyste a dû se refermer dans une de ses parties.

On met un drain de 15 centimètres de longueur et on fait un pansement iodoformé.

10 novembre. — La température est tombée à 38 degrés. On refait le pansement. Légère suppuration, mais à peine de liquide kystique. État général satisfaisant, mais pas d'appétit.

18 novembre. — Plus de fièvre. Le drain fonctionne bien. Presque pas de pus.

1er décembre. — La malade commence à se lever. Le drain est diminué peu à peu. Léger engraissement. La pâleur de la face diminue. L'état général paraît bon.

Au moment de la publication de ce travail, la malade est en parfaite santé. Elle a engraissé. État général satisfaisant. La fistule se ferme peu à peu. Toujours un léger suintement. Quelques douleurs gastriques.

OBSERVATION XIV

(Schwarz, rapporté par Dezman, *Centralb. f. Chir.* 21 avril 1900, n° 16.)

Un enfant de douze ans reçut, il y a un mois, un coup de limon de voiture dans l'épigastre. Syncope. Vomissement de sang. Douleur et tuméfaction du ventre. T. = 38 à 39 degrés. Dyspnée. Ballonnement. Ascite.

10 novembre. — Laparotomie. On retire 7 litres d'une sérosité hémorragique. Le péritoine est injecté. A la paroi antérieure de l'estomac, on trouve une plaie de 2 centimètres de long sans adhérences à ce niveau. Défervescence après l'opération. Bon état général. Exeat le 18 décembre.

26 décembre. — Le malade revient avec une tumeur sphérique fluctuante située au niveau de l'ombilic. Au-dessus de la tumeur, sonorité stomacale. Au-dessous, on voit les contours du côlon transverse.

Les urines contiennent du sucre, pas de stéarrhée.

On fait le diagnostic de *kyste du pancréas.*

30 décembre. — Nouvelle laparotomie, le kyste est suturé d'abord au péritoine, serré avec un trocart. On agrandit l'incision et on suture le tout à la paroi abdominale. Drainage.

La sérosité kystique est claire, alcaline, elle saccharifie énergiquement l'amidon, agit faiblement sur l'albumine et émulsionne les graisses. Ferments diastasiques divers. Sérumalbumine. Pas de sucre.

27 avril. — Apparition d'une hernie ventrale guérie par la cure radicale.

L'auteur fait remarquer l'influence du traumatisme. L'estomac ayant été directement lésé, il n'est pas douteux que le pancréas, qui est en rapport intime avec lui, n'ait été intéressé lui aussi par le traumatisme.

Il rejette enfin la ponction, aussi bien comme moyen de traitement que comme moyen de diagnostic, comme très dangereuse. La vraie thérapeutique des kystes est, pour lui, la marsupialisation, ou l'extirpation quand elle est possible.

CONCLUSIONS

I. L'étiologie des kystes du pancréas est fort peu
connue. Peut-être le traumatisme joue-t-il un plus
grand rôle étiologique qu'on n'a voulu l'admettre jusqu'à présent.

II. La pathogénie est encore obscure. Les deux
théories, celle de la rétention et celle dite néoplasique,
ont chacune une part de vérité.

III. L'anatomie pathologique nous montre combien
les rapports du kyste, les adhérences qu'il a contractées
avec les organes voisins, et enfin la présence des vaisseaux, gros et distendus, sans rapports définis, sont un
danger au cours des interventions.

IV. Par l'étude de la symptomatologie, nous voyons
qu'il n'y a pas un symptôme pathognomonique. Les
phénomènes physiologiques sont inconstants, et l'amaigrissement extrême est le seul signe ayant une valeur
presque absolue. Enfin, la tumeur, par elle-même,
n'offre rien de spécial, n'était la forme particulière de
sa matité.

V. Le diagnostic sera très difficile. Cependant, on
pourra s'appuyer sur la forme de la matité, l'insuf-

flation de l'estomac et la déchéance extrême de l'organisme pour affirmer un kyste du pancréas. La ponction exploratrice est à rejeter, comme infidèle et surtout dangereuse.

VI. Le traitement se borne à deux genres d'intervention, l'extirpation et la marsupialisation. L'extirpation est souvent impossible, toujours dangereuse (Gangolphe). La marsupialisation en un ou deux temps ne compte presque que des succès (Gangolphe, Siraud). Au cours de cette dernière opération, M. Gangolphe ferme, avant de ponctionner la tumeur, la cavité péritonéale, en suturant le péritoine pariétal au feuillet péritonéal tapissant la tumeur. Il conseille de plus de réséquer une légère portion de la poche kystique, mais de ne jamais opérer de tractions trop fortes à cause de sa rupture possible.

M. Siraud (communication orale et personnelle) propose d'aborder certains kystes de la queue du pancréas par la voie lombaire. Cette voie, encore non expérimentée, présenterait des avantages sérieux sur la laparotomie.

BIBLIOGRAPHIE

Adour, Th. de Bordeaux, 1898.

Alban Doran, Brit. méd. Journ., 1897.

Albert, Soc. méd. de Vienne, 1891.

Ancelet, Maladies du pancréas, 1864.

Anger, Soc. anat. Paris, 1865.

Annandale, Brit. med. J., 1889.

Arnozan, Dict. encycl. des sc. méd. (Dechambre).

Ashurst, Med. new., 1894.

Augagneur, des Kystes du mésentère (th. agrég., 1886).

Bas, Th. Lyon, 1897.

Becourt, Th. Strasbourg, 1830.

Berard, Bul. Soc. chir., Lyon, 1899.

Bonamy, Th. Paris, 1879.

Boeckel, Gaz. méd. Strasbourg, 1890.

    — Des Kystes du pancréas, 1891.

    — XIII° Cong. chirurg., Paris, 1900.

Bozeman, The med. Rec. New-York, 1882.

Bull, New-York med. Journ., t. XLVI (1887).

Cade et Jourdanet, Province méd., 1898.

Cathcart, Brit. med. Journ. 1890.

Ceccherelli, XIII° Cong. chirurg., Paris, 1900.

Churton, Clinic. Soc. of London, 1894.

Cornil, Traité hist. pathologique.

Delagenière, Arch. prov. de chirurg., 1900.

Dezman. Centralbl. f. Chirurg. 1900.

Drobnick, Wiener klin. Woch., 1895.

Duplay et Reclus, Traité de chirurgie.

Faucillon. Th. Paris, 1892.

Fenger, Med. Journ. and. Examiner, 1888.

Filipow, St-Pétersb. med. Woch.. 1890.

Fred, The Lancet, 1890.

Gangolphe, Soc. chirurg. Lyon, 1900.

Goodmann, Philadelph. med. Times, 1878

Gould, Clin. soc. of London, 1894.

Gross. Arch. méd., 1849.

Gussenbauer, Verhandl. d. deutsch. Gesellschaft. 1883.

Hahn, Centralbl. f. Chir., 1886.

Hagenbach. Th. Leipzig, 1887.

Hartmann, Cong. français chirurg., 1891.
     —   Gaz. heb. de méd. et chir., 1892.
     —   Cong. chirurg., 1895.

Hedon, Soc. biol., 1890.

Heinricius. Arch. f. Klin. Chirurg. t. LIV.

Israël, Réunion libre des chirurgiens de Berlin, 1899 (in Gaz.
          heb. de méd. et chirurg., 1900).

Jaccoud. Clin. méd.

Janeway, New-York med. Rec., 1884.

Karewsky, Deut. med. Woch., 1890.

Keitber, Centralbl. f. Chirurg., 1899.

Koatz, Dissert. inaug. Marburg., 1886.

Körte, Deutsch. Klin Lif 45 (Stuttgard).

Kulenkampff, Berlin. klin. Woch., 1882.

Kulsnast, Dissert. inaug. Breslau, 1887.

Kuster, Berl. klin. Woch., 1887.

Lardy, Correspondenzbl. f. Aertze, 1886.

Le Dentu, Soc. anat., 1900.

Lepine, Lyon méd., 1890.

Lloyd, Brit. med. J., 1892.

Lyonne et Milanoff, Soc. anat., 1900.

Mac Phedran, Brit. med. Journ., 1897.

MARTIN, Soc. gyn. de Berlin, in Wirchow's Arch., 1890.

MALCOLM, Brit. med. Journ., 1898.

MAYO-ROBSON, XIIIᵉ Cong. chirurg. Paris, 1900.

MASSERON, th. Paris, 1881.

MICHAÏLOW, Wracht, 1895 (Bull. méd., 1895).

MINKOWSKY ET MAUMYN, Bull. med., 1888.

MINKOWSKY ET V. MERING, Sem. med., 1889.

MICHAUD, XIIIᵉ Cong. chirurg., Paris, 1900.

MORAT ET DOYO, Physiologie.

NICHOLS, New-Y. med. J. t. XLVII.

NIMIER, Arch. gén. de méd., 1887.

— Rev. de Chirurg., 1892.

— Rev. de Méd., 1893.

OSHNER, Arch. f. klin. Chirurg., 1890.

OSER, Die Erkrankungen des Pancreas, 1898.

OTT ET ETER, Rev. int. de méd. et chir., 1896.

PARSON, Brit. med. J., 1857.

PÉAN, Diagn. et Traitement des tumeurs de l'abdomen.

PITT ET JACOBSON, Soc. roy. med. and Chirurg., 1891.

PONCET, Gaz. des hôpitaux, 1896.

RAILTON, Brit. med. J., 1890.

RIEDEL, Centralbl. f. Chir., 1885.

RIEGNER, Berl. klin. Woch., 1890.

ROSENBACH, Centralbl. f. Ch., 1882.

ROUX, Th. Paris, 1891.

SALZER, Prager Zeitschr. f. Heilkunde, 1886.

SANDRAS, Th. Lyon, 1897.

SCHWARTZ, Sem. méd, 1873.

SCHRÖDER, Dissert. inaug. Breslau, 1892.

SENDLER, Deutsch. Zeitung f. Chir., 1897.

SENN, Amer. J. of. med. sciences, 1885.

SHARBORN, cité in Traité chir. Le Dentu et Delbet.

STEELE, New-York med. J., 1888.

SUBOTIC, Wiener med. Zeitung, 1887.

TESTUT, Anat. desc., t. IV, 1900.

THIERSH, Med. Gesellsch. z. Leipzig, 1880.

Thiroloix, Soc. biol., 1892.

Thiroloix et du Pasquier, Bull. Soc. anat, 1892.

Tillaux, Gaz. des Hôpitaux, 1886.

— Clin. chirurg., t. II.

— Anatomie topogr.

Tremaine, Transact. of the Amer. Surgery Assoc., 1888.

Trèves, The Lancet, 1890.

Tricomi, Riforma Medica, 1898.

Tulasne, Th. Paris, 1899.

Vergez, Journal de méd. de Bordeaux, 1895.

Villar, Mal. du pancréas. in Traité de chirurgie, Le Dentu et
        Delbet, t. VIII.

— Revue de gynécologie (Pozzi), 1900.

— XIIIᵉ Cong. chir., Paris, 1900.

Weiss, Med. Record, 1893.

Wölfler, Zeitchr. f. Heilkunde, Prague, 1888.

Zeemam, voir Oser.

Zukowsky, Vien. Med. Press, 1881.

TABLE

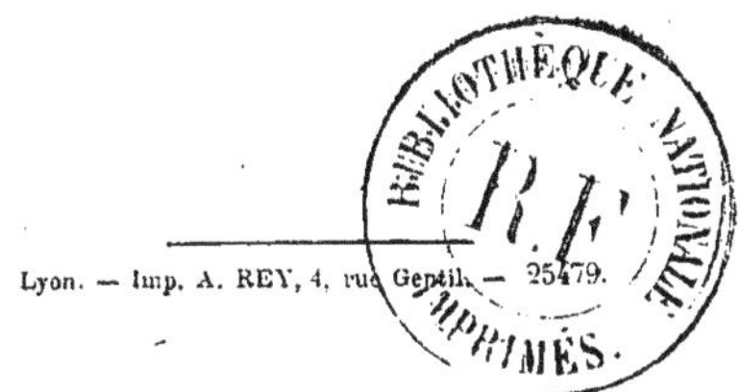